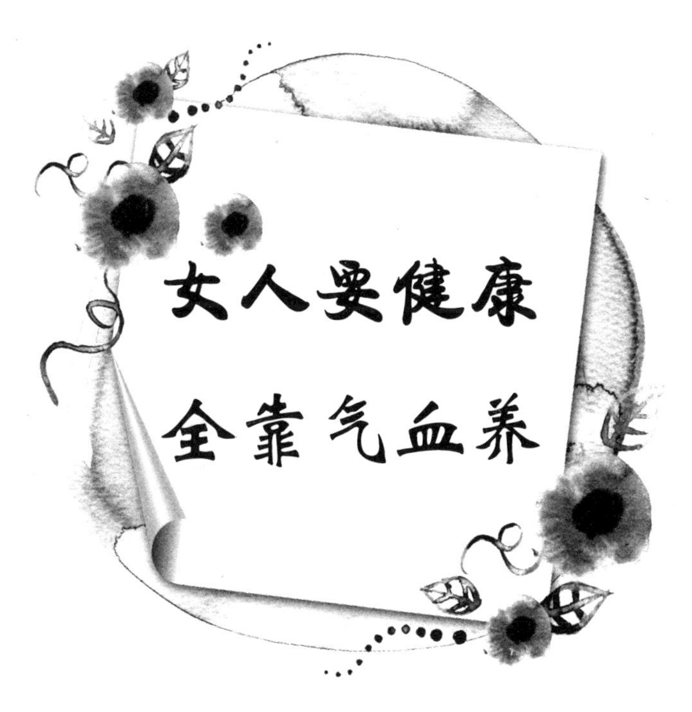

女人要健康 全靠气血养

主编　钟利群

中国纺织出版社

图书在版编目（CIP）数据

女人要健康　全靠气血养 / 钟利群主编．— 北京：中国纺织出版社，2018.7（2024.5重印）

ISBN 978-7-5180-4836-6

Ⅰ．①女…　Ⅱ．①钟…　Ⅲ．①女性－补气（中医）—养生（中医）②女性—补血—养生（中医）　Ⅳ．① R212

中国版本图书馆 CIP 数据核字（2018）第 055765 号

责任编辑：樊雅莉　　　　责任印制：王艳丽

中国纺织出版社出版发行
地址：北京市朝阳区百子湾东里A407号楼　邮政编码：100124
邮购电话：010—67004422　传真：010—87155801
http: //www.c-textilep.com
E-mail: faxing@c-textilep.com
中国纺织出版社天猫旗舰店
官方微博http://weibo.com/2119887771
北京一鑫印务有限责任公司印刷　各地新华书店经销
2018年7月第1版　2024 年 5 月第 4 次印刷
开本：710×1000　1/16　印张：12
字数：180千字　定价：49.80元

序言

健康美丽是女人一生的追求，为了实现这一目标，很多女性朋友不惜花费重金做美容，购买昂贵的化妆品或保健品。刚开始的时候，大家都满怀希望，收到一点效果就很满足，可是过了一段时间就发现，这些方法往往行不通，化妆品用不合适了，皮肤反而更差，还有些人甚至因为吃了过多滋补的保健品而出现健康问题。为什么会这样呢？因为她们没有抓住问题的根本，女人要健康美丽，依靠的是气血的滋养。

何为气血呢？中医认为，气血是人体内气和血的统称，是构成人体的物质成分，是脏腑、经络等组织器官维系生命活动的物质基础。气血相互依存又相互滋生，共同维系并促进生命活动。因此，《黄帝内经》中说："人之所有者，血与气耳。"气血充盈，在体内循行通畅，身体就健康；气血不和，循行不畅，就会导致气滞血瘀，引发多种疾病，比如高血压、冠心病、肥胖、肿瘤等。而由于女人先天的生理和心理特点，更容易出现气血不足或气滞血瘀，由此而引发面色萎黄、脱发、黄褐斑、肥胖、月经不调、痛经、闭经等一系列的健康和容颜问题。

毫不夸张地说，气血的盛衰和运行畅通与否更关系到女人一生的美丽和健康。那么，如此重要的气血到底要怎么养呢？这就是本书要讲述的主要内容。首先站在中医角度阐述了气血的重要性；再教给大家如何从自身的表现辨别气血盈亏的状态，生活中的常见病与女性特有疾病如何从气血方面来调治；然后从女性的特殊时期、调养五脏六腑、日常饮食、经络按摩、运动锻炼、生活小节等方面，教给大家一些实用、有效、操作性强的调养气血的方法。

总之，希望本书中提供的气血养生方法能真切地帮到女性朋友们，能给大家指明一条通往健康美丽的道路，不用花费重金，更不用以牺牲健康为代价，只要能领悟到其中的真谛，并付诸行动，就可以收获健康、收获美丽。

编　者

目　录

NO.1 气血是女人健康美丽的法宝

NO.2 从细节处辨气血，自查气血盈亏状态

NO.3 气血不足是百病之根，女人要健康需把气血养

NO.4 女人特殊时期的气血调养法

NO.5 调补气血、滋养五脏，女人才更美

NO.6 吃不胖的饮食调养气血法

NO.7 中医经络疗法养气补血效果好

NO.8 偏方、单方、验方、药膳，调补气血有疗效

NO.9 注重生活小节，别让气血悄悄溜走

NO.1

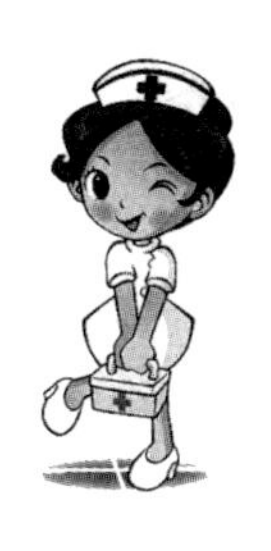

气血是女人健康美丽的法宝

气血是人体五脏六腑及骨骼、肌肉乃至皮肤毛发的重要营养来源，正如《黄帝内经》中所说：“人之所有者，血与气耳。”对女人来说，气血不仅影响健康状况，更是健康美丽的法宝，气血充足、通畅的女人身体健康、容颜润泽、皮肤有弹性；反之则要遭受病痛之苦，肤色枯黄，黯淡无光。因此，女性要想健康美丽，首先就要补气养血。

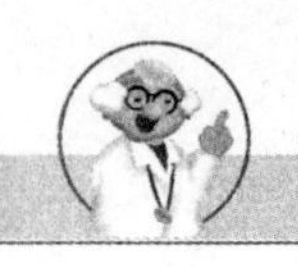

什么是气

既然要补气，那我们首先就要弄明白，什么是气？气对人体有什么作用？它又是怎么发挥作用的？然后才能更有效地补气。中医学认为，气是介于有形和无形之间的一种物质，看不见，摸不着，但拥有很强的活力，在人体内不断运动着，流行于全身各脏腑、经络等组织器官，是维持人体生命活力的基础物质，是人体各脏腑器官活动的能量来源。

人体的气从何处来

中医认为，人体的气，源于先天之精气和后天摄取的水谷之精气与自然界之清气，通过肺、脾胃和肾等脏腑生理活动作用而生成。

◎ 先天之精气：它是禀受父母先天的精气，藏于肾中，成为构成人体的基本物质，从每个人一出生起，就需要依靠它来发挥人体的各项生理功能。

◎ 水谷之精气：又称谷气、水谷精微，是通过摄入饮食中的营养物质，再由脾胃运化、吸收其精微，然后运行于全身而得到的一种气。水谷之气是人体所需营养物质的主要来源，为我们的身体提供能量，不可一日或缺。

◎ 自然界之清气：是通过人体本能的呼吸运动，由肺所吸入的大自然的新鲜空气。由于人体内肺脏的呼吸运动时刻不能停止，所以清气对于人的生命活动同样具有非常重要的意义。

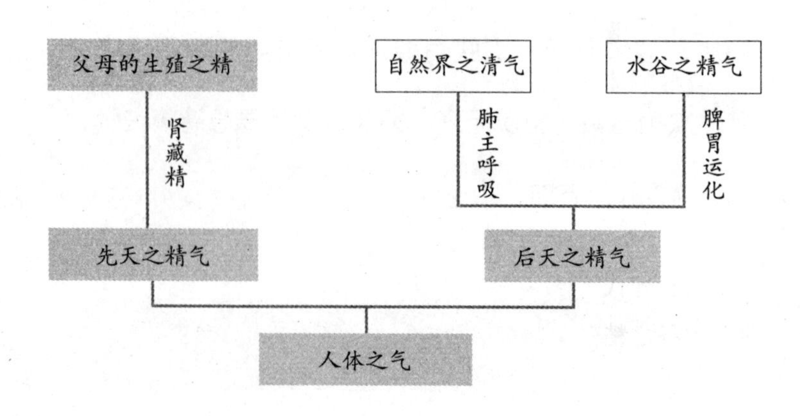

气的七大功能

气，是构成人体和维持人体生命活动的最基本物质，它对于人体具有十分重要的生理功能，主要有以下几个方面：

◎ 推动作用

推动作用是指气能够激发和促进人体生长发育以及各脏腑、经络等组织器官的生理功能，推动精、血、津液的生成、运行及代谢等。如果气的推动、激发作用减弱，就会影响到机体的生长、发育，或者出现早衰，或者使脏腑、经络等组织器官的生理活动变弱，同时，还可能使血和津液的生成不足，运行迟缓，从而引起血虚、血液运行不利等病理变化。

◎ 防御作用

防御作用是指气有保护肌肤表面，防御外邪入侵的作用。如果气的防御作用减弱，全身的抗病能力必定会随之下降，机体就容易患上疾病。

◎ 温煦作用

温煦作用是指气具有产生热量、温暖人体的功能。气是人体热量的来源，人体体温的恒定，各脏腑等组织器官正常的生理活动，血和津液等液态物质正常的循环运行，都要依靠气的温煦作用来维持。如果气的温煦作用失常，不仅会出现畏寒喜热、体温下降、血和津液运行迟缓等寒象，还可引起气聚不散，气郁而化热，出现恶热喜冷、发热等热象。

◎ 固摄作用

固摄作用是指气对血、津液等液态物质具有防止其无故流失的作用。具体表现在：固摄血液，可使血液循脉而行，防止其逸出脉外；固摄汗液、尿液、唾液、胃液、肠液和精液等，控制其分泌排泄量，以防止其无故流失。如果气的固摄作用减弱，会导致体内液态物质流失，比如，各种出血、自汗、小便失禁、流涎、泛吐清水、遗精、滑精和早泄等。

◎ 气化作用

气化作用是指通过气的运动而产生的各种变化。具体地说，包括精、气、血、津液各自的新陈代谢及其相互转化。例如，气、血、津液的生成，都需要将饮食物转化成水谷之精气，然后再化生成气、血、津液等；津液经过代谢，转化成汗液和尿液；饮食物经过消化和吸收后，其残渣转化成糟粕，等等，都是气化作用的具体表现。如果气化功能失常，将会影响到气、血、津液的新陈代谢，饮食的消化吸收，以及汗液、二便等的排泄，从而形成各种代谢异常的病变。

◎ 营养作用

营养作用是指气能够为机体各脏腑组织提供营养物质，以维持其正常的生理功能。具体表现在：第一，水谷精气为全身提供了生命活动所必需的营养物质；第二，通过卫气来温养肌肉、筋骨、皮肤、腠理，通过营气来化生血液，提供给五脏六腑以及四肢百骸营养；第三，通过经络之气来输送营养，濡养脏腑经络。

◎ 中介作用

中介作用是指气充斥于人体内各个脏腑组织器官之间，成为它们相互之间联系的中介。脏腑之间的各种生命信息可以气为载体，以经络或三焦为通道而相互传递，来维护脏腑之间的功能协调。比如，针灸、按摩等外治方法的刺激和信息，也是通过气的感应和载体作用而传导于内脏，达到协调机体生理活动的目的。

气的上述功能虽然各不相同，但又相辅相成，密切配合，共同维持着正常的生命活动。当气不能正常发挥作用的时候，我们的身体就会生病，表现出气滞、气郁、气逆、气陷的症状，这也是为什么历代养生者对“养气”格外重视的原因。

支撑人生命的四种气

由于气的主要组成部分、分布部位和功能特点的不同，中医学里又把它分为元气、宗气、营气、卫气四种主要类型。

◎ 元气

元气就是指人体中的正气，与“邪气”相对，它具有推动和调节人体生长发育、生殖，以及推动和调控脏腑、经络等组织器官生理活动的作用。

◎ 宗气

宗气又称大气，是聚积在人体胸中的气，主要由水谷之气和自然界的清气所化生。经脾胃消化吸收的水谷之气，向上输送到肺，与肺吸入的自然之清气相结合，便成为宗气。

宗气形成后，聚集在胸里的气海处，并贯注于心肺之脉。它的主要作用有两个：一是推动肺的呼吸，像言语、声音、呼吸的强弱、嗅觉的灵敏度都与宗气有关；二是协助心气推动心脉的搏动、调节心律，血液的运行、肢体的寒温和活动能力也受其影响。若宗气不足，可出现气短，呼吸急促，气息低微，肢体活动不便，心脏搏动无力等症状。

<table>
<tr><th colspan="7">元气的表现</th></tr>
<tr><td>元气充足的表现</td><td colspan="6">气色好，声音亮，睡眠和饮食状况良好，思维反应敏捷，运动时心不慌，不咳不喘</td></tr>
<tr><td rowspan="3">元气不足的表现</td><td></td><td>观舌相</td><td>观精神</td><td>观寒热</td><td>观病痛</td><td>观面色</td></tr>
<tr><td>阴虚者</td><td>舌质红，舌形瘦，苔少而薄</td><td>燥热不安，易发火</td><td>怕热，出热汗，手心燥热</td><td>腰酸软</td><td>颧红，脸呈绛色</td></tr>
<tr><td>阳虚者</td><td>舌质淡嫩，舌形胖，舌苔白而厚</td><td>气短，懒言，抑郁不乐，疲惫无力</td><td>怕冷，出凉汗，手脚发凉</td><td>腰冷痛</td><td>面色青白无光</td></tr>
</table>

◎ 营气

营气是具有营养作用的气，与血关系密切，由于营气与血经常一起运行于血管中，所以也有“营血”的称呼。营气主要由脾胃中消化吸收的营养物质所化生，它从中焦开始，经肺进入经脉，周流全身。营气注入到血管中，成为血液的组成部分，并促进了血液的化生。同时，营气也会为全身的生理活动提供营养。

◎ 卫气

卫气是负责保卫及抵抗外邪的气，它可以被理解为身体免疫系统的一部分，能保卫身体免受疾病的侵袭。与营气一样，它也是由脾胃中消化吸收的营养物质所化生，但两者循行的位置却不同，卫气行于血管外，营气行于血管中。

营气和卫气是经常相互影响的，例如，当一个人感冒时，怕冷而不发烧，那就是卫气郁积在体表；如果是发烧而不怕冷，那就是营气郁积，需要用不同的方法去治疗。

总之，这四种气对人体生命活动都非常重要，女性要想保持健康美丽，就要养好这四种气。

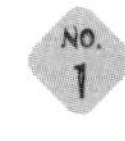

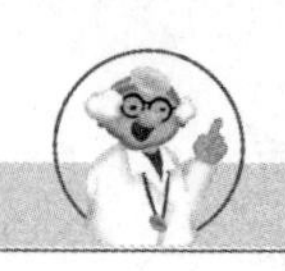

血中藏玄机

了解了“气”，那什么是“血”呢？中医所说的“血”有两层含义：一是西医所讲的，流动在脉管中的“血液”，具有营养和滋润全身的生理功能；二是指与“气”同在的运行载体。血与气是一起构成人体和维持人体生命活动的重要物质。

人体的血从何处来

中医认为，人体血液的生成，既有先天肾精的作用，也与后天的饮食密切相关，比如《黄帝内经》中指出：“五谷入于胃也，其糟粕、津液、营气分为三隧，营气者，泌其津液，注之于脉，化以为血。”人体摄入食物，经胃肠消化吸收后的水谷精微是血液生成的物质基础。水谷精微中的精气与自然界的清气相结合而生成营气，营气加上津液，便生成血液。然后再以脾胃配合心、肝、肾等脏腑的共同作用来完成滋养全身的任务。

五脏在血液生成中的作用

五脏	对血液生成的作用
脾胃	饮食经过脾和胃的消化吸收而生成水谷精微，为气血生化的源泉
心	饮食经过脾胃的消化吸收后，其中的水谷精微上输心脉，依靠心气的推动作用输送至全身，并在体内循环流动不息
肺	肺主一身之气，而气能生血，经过肺的呼吸，进行体内外清浊之气的交换，然后再将富含清气的血液通过百脉输送到全身，起到助心行血的作用
肝	肝藏血，且肝的疏泄功能有助于脾胃的运化，对水谷精微的化生有重要作用，同时，肝肾同源，肝也参与了肾精化血的过程
肾	肾藏精，精生髓，精髓可化生血液；肾精所化生的元气，对全身各脏腑功能均有激发和推动作用，从而有助于血液的化生

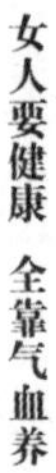

血是生命的源泉

一个人的生命是靠什么来维持的？营养和氧气。营养可以为身体提供能量，而氧气则是帮助“燃烧”营养，以产生身体每时每刻都需要的能量。那么，营养和氧气是通过什么输送至全身各个细胞的呢？就是在脉管中循环不息的血液。

血受气的推动，行于脉管中，沿着脉管运行全身，不断地把机体新陈代谢所需要的氧气和营养物质如蛋白质、糖、脂类、维生素、水和矿物质等，运输到身体的各个部位，内至五脏六腑，外达皮肉筋脉，对全身各脏腑组织不断地发挥着营养和滋润作用，以维持其正常的生理功能。然后，血又把机体代谢过程中产生的废物如二氧化碳及其他废物如尿素、尿酸等从组织中回收，运送到肺、肾、皮肤和肠道等处，最后排出体外。

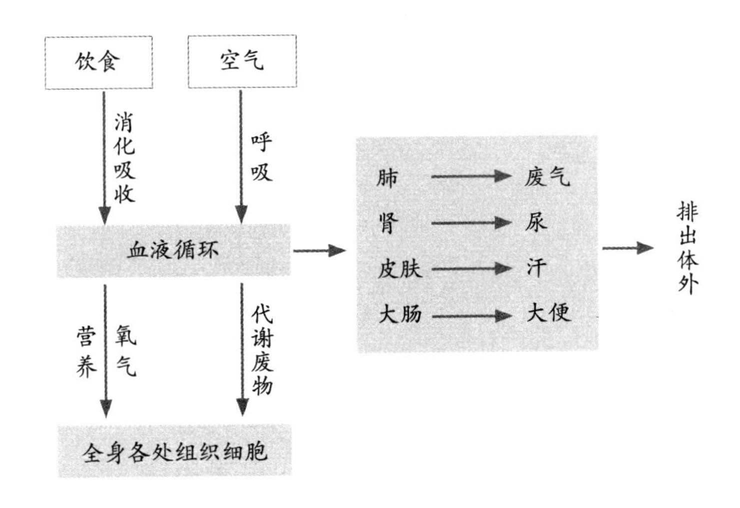

血的营养滋润作用可以从面色、两目、肌肉、皮肤、毛发、肢体运动等方面反映出来。若血液充足，营养滋润功能正常，则表现为面色红润，视物清晰，肌肉丰满壮实，肌肤、毛发有光泽，筋骨强劲，感觉和运动灵敏；反之，如果血液亏虚，营养滋润功能减弱，除了可能引起脏腑组织功能减退外，还会出现面色萎黄，视物昏花，唇甲色淡，皮毛枯槁，肌肉消瘦，筋骨痿软，肢体麻木，运动不灵活等症状。

所以说，血是构成人体和维持生命活动的基本物质之一，是生命的源泉，也是女性健康美丽的物质基础。

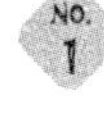

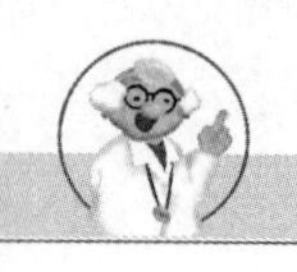

气血互生共长

对人体来说，气和血都不可或缺，那么，它们二者之间又是什么关系呢？《黄帝内经·素问》中有一句话概括的极为贴切：“气为血之帅，血为气之母。”打个比方，如果把人体比作一种植物的话，那么气就是阳光，血就是雨露，二者相辅相成，互生共长，共同维持人体的生理活动。这一点，不仅对整个人体如此，对每一个脏腑也是如此。

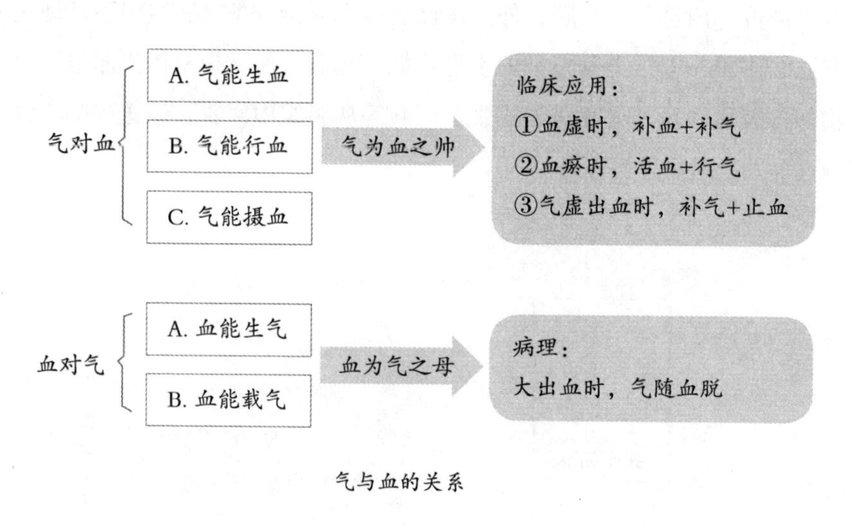

气与血的关系

气为血之帅

中医认为，气是血液生成和运行的动力，对血具有“统率”作用，具体表现在三个方面：

◎ 气能生血：是指血液的化生离不开气这一动力。比如，脾气旺盛健运，则化生血液的功能加强，心血和肝血充盈，在外部的表现是面色红润、两目视物清晰。如果脾气亏虚，运化水谷的力量减弱，血液的化生失掉了源头，就会导致心血或肝血亏虚，在外部的表现则是脸色没有光泽、两眼无神、视物昏花，以及气短乏力，心悸等。正所谓“气旺则血充，气虚则血少”，所以临床上，中医在治疗血虚时，常用补气药配合补血药使用，这就是源于气能生血的理论。

◎ 气能行血：是指血液的运行依靠气的推动，具体表现在心气的推动、肺气的敷布、肝气的疏泄等方面。如果体内有一息气不能正常运行，则相应地血液便有一息不畅。在病理上，气的功能障碍如气虚或气滞、气逆，也常可引起血行不利，出现血瘀等证。所以，中医临床治疗血瘀证时，不仅要采用活血化瘀的方法，还应该辨别不同的病因而兼用补气、行气、破气、降气等药物来达到治本的目的，这样才能取得满意疗效。

◎ 气能摄血：是指血液在脉管中循行离不开脾气的统摄作用。统、摄，都是控制的意思，脾气充足，血液行于脉中而不致溢出脉外，从而保证了血液的正常运行。如果脾气虚弱，失去统摄作用，往往会导致各种出血病变，如鼻出血、便血、尿血、月经失调、功能性子宫出血等，临床上称为“气不摄血”或“脾不统血”。因而中医在治疗这些出血病变时，常要采用健脾补气的方法，目的就是益气以摄血。

血为气之母

在气与血的关系中，如果说气是血液生成和运行的动力，那么血就是气的物质基础和载体。气以推动、温煦为主，血以营养、滋润为主，所以血到之处气一定到，而气到之处血却未必跟随。这一点跟我们人类的“母子”关系非常相似，所以就有了“血为气之母”这一形象的说法，通常表现在“血能养气”和“血能载气”这两方面。

◎ 血能养气：血液能为气的生成和功能活动提供营养，所以血足则气旺，血虚则气衰。人体脏腑、关节等任何部位，一旦失去血的供养，就会出现气虚或气的功能丧失等病变。临床上，血虚的病人往往兼有气短、乏力、懒言等气虚的表现，其道理即在于此。

◎ 血能载气：气是依附于血才得以存在于体内，并以血作为载体而能运行全身的。如果气不附藏于血中，那么就会出现气浮散无根，无以所归而发生气脱。所以，大出血的时候，气也就随之涣散，会出现气随血脱的症候。正所谓：血脱气亦脱，即血病气亦病。所以在临床治疗大出血的气脱病时，需要同时配合止血补血的方法。

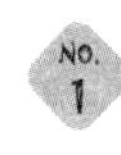

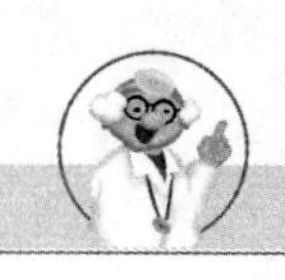

五脏六腑全靠气血养

五脏六腑是人体中绝对的硬件，它们在人体内各司其职，在功能上又相互配合，构成一个整体，共同维持着人体的生命活动。那么，五脏六腑怎样才能发挥正常的生理功能呢？全靠气血的温煦和滋养。气血充足，五脏六腑的功能才得以正常的发挥，反之，无论是何种因素引起的气血生成不足或消耗过大，造成气血亏虚，都会直接影响到五脏六腑的正常功能。

五脏六腑	主要生理功能	气血不足的表现
心	推动血液在脉管中运行，主宰全身的生理和心理活动	头晕、健忘、面色淡白或面色萎黄、心烦失眠、心悸、气短、易惊、唇舌色淡等
肝	调畅全身气机，调节人体各部分血量的分配	眩晕、眼花、耳鸣、关节屈伸不利、心烦失眠、急躁易怒、精神抑郁等，女性乳腺增生、月经失调及妇科炎症等
脾	既是气血生化之源，又能控制血液在脉管中运行而不外溢	腹胀、消化不良、形体消瘦、面色萎黄、体倦乏力、便血，女性月经量多、崩漏等
肺	维持呼吸的调匀、气机的通畅，并促进全身津液和血液的正常运行	疲倦乏力、胸闷、咳嗽气短、心悸、口唇发干、咳喘、咳痰、水肿、尿少等
肾	主藏精，为人体的先天之本；主持和调节人体水液的代谢；调节和维持呼吸的深度	发育不良、智力低下、早衰、脱发、腰膝酸软、健忘、耳鸣耳聋、反应迟钝等
胆	贮藏和排泄胆汁，帮助脾胃消化	口苦、胁痛、黄疸等
胃	受纳腐熟水谷，为机体提供营养	食欲不振、消化不良、胃胀、胃痛、打嗝、反酸、便秘等
小肠	进一步消化和吸收食物中的精微物质；吸收营养和水分，把残渣推入大肠	食后腹痛、腹胀、泄泻或呕吐、便溏和完谷不化等
大肠	传导糟粕和吸收水分	腹泻、便秘、痢疾、痔疮、肠痈等
膀胱	贮存和排泄尿液	尿频、尿急、尿痛、排尿困难，或见遗尿、小便失禁等
三焦	通行元气，为元气升降出入的道路；运行水液	发热、口渴、面赤、手足心热、腹痛、便秘等

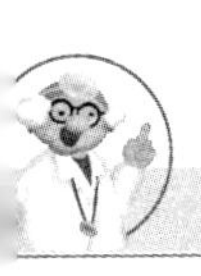

气血畅通，女人才健康美丽

气血是维持生命的源泉，人在生长、发育、盛壮、衰老的过程中，机体内一直在进行着一系列复杂的生理活动，不断地进行着新陈代谢，为此就需要气机一刻不停的升、降、出、入运动，血液周而复始的循环流动，从而完成人体所需物质的运输和代谢。气血在不断的运动中，必须保持畅通，才能给人体的五脏六腑及骨骼、肌肉乃至皮肤毛发送去足够的营养，保证身体各部位发挥正常的生理功能，而一旦气滞血凝，脏腑经脉失去滋养，功能失常，便会因郁积而生疾病。对于女性来说，气血的盛衰和运行畅通与否更关系到女人一生的美丽和健康。

气不畅、血不通，健康受损，容颜无光

肌肤细胞通过血液的营养来维持其正常的生理功能，进行正常的新陈代谢。如果女性体内的“气”不足或气机不畅，血液就无法被顺利地送达皮肤，皮肤会因为缺少营养的滋润而变得粗糙、松弛。另外，气血不畅还会使血液中的废物滞留，表现为气滞血瘀，如果这些废物停留在皮肤表面，就会引起色素沉着，从而形成令人烦恼的色斑。

除此之外，长期的气血失衡还会导致身体代谢失调、水湿严重、毒素堆积，继而出现面部发黄、皮肤松弛、眼袋、水肿、痤疮等一系列容颜问题，以及失眠、健忘、烦躁、惊悸、月经紊乱、乳腺增生等各种病症。因此，女性要想拥有健康美丽，不仅要补气养血，还要保证气血通畅。

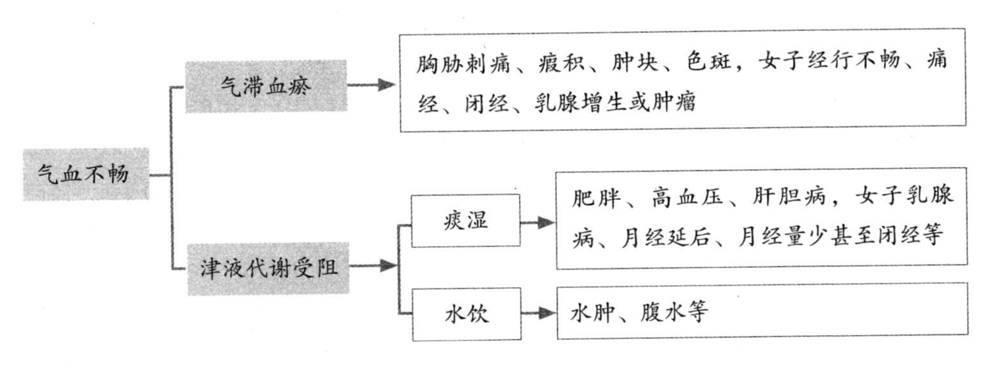

祛除寒湿气血通

在中医看来，造成女性气血不通畅的原因主要有两个：一是寒，二是湿。寒和湿都是自然界的外邪，对女性健康损害极大。首先说寒邪，寒为阴邪，最易损伤人体的阳气，阳气虚则气血运行不畅或凝结，经脉阻滞，不通则痛，所以女性会出现手脚冰凉或麻木、周身关节疼痛、痛经等症状。

湿邪其性黏腻、停滞，与水同类，最容易渗透，无孔不入。古话说："千寒易除，一湿难去。"体内一旦有了湿邪，是很难去除的，而且湿邪还容易与寒邪结合，形成寒湿，狼狈为奸，抑制体内阳气的生发，影响脾胃的运化，阻碍气血的通畅。

所以，女性朋友要想让气血通畅起来，一定要注意避免受寒受湿，如果体内已经有了寒湿，就要尽快驱寒祛湿。

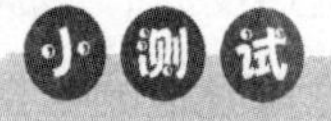

气血不通畅的自我检测法

1. 脸色苍白或黯淡，面部色素沉着、黑眼圈、黄褐斑。
2. 舌质紫黯或有瘀点，脉沉细。
3. 说话有气无力或中气不足，常感疲累。
4. 胸闷喜叹息，两胁、胃、腹胀痛，经常嗳气。
5. 性格内向，忧郁寡欢，心胸狭窄，情绪波动时易腹痛腹泻。
6. 肢体麻木甚至疼痛，手足逆冷或发热。
7. 胁肋刺痛、食欲不振、腹胀或有黄疸征象。
8. 经常性心悸、胸闷，或阵发心胸疼痛，唇黯，舌发紫。
9. 女性经前或行经时小腹胀痛，拒按，经量少或行而不畅，经色紫黯有血块，血块排出后则痛感减少或消失，甚至闭经，伴有经前胸胁胀痛。
10. 女性有乳腺增生、子宫肌瘤等妇科疾病。

如出现上述症状三条以上，则可能属于气血不畅，要根据具体症状来进行调治。

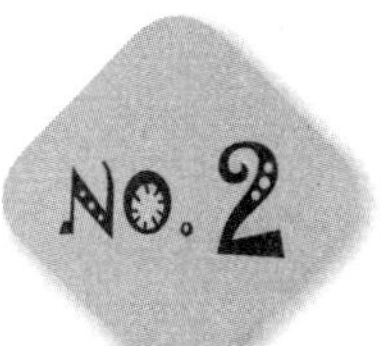

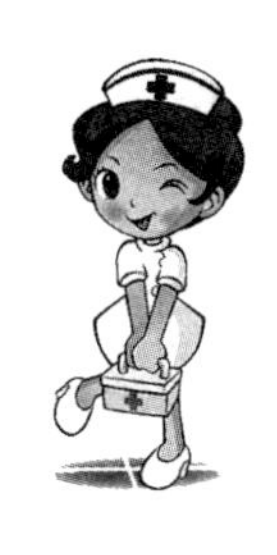

从细节处辨气血，自查气血盈亏状态

在中医看来，一个人健康的标准就是气血充足，而女性由于经期、体质等原因，很容易出现气血不足的情况，影响身体健康。气和血可以在人体的一些细微变化中表现出来，比如头发、眉毛、面色、耳朵、眼睛、手掌、手指等，我们只要分辨出这些部位的细微变化，就能了解自己的气血盈亏状态，有助于预知疾病、保持健康。

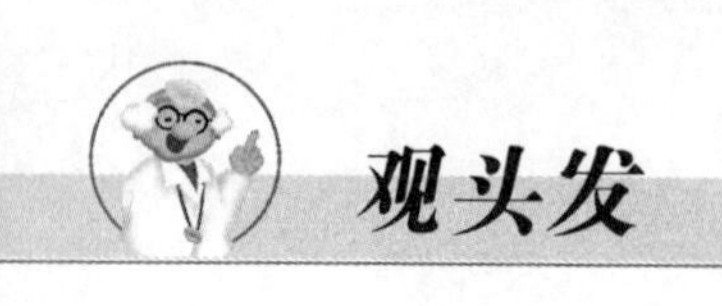

观头发

在日常生活中，我们经常会听到许多人发出这样的疑问：

“呀！我怎么大把大把地掉头发？”

“哎，为什么无论用多么高级的洗发水、护发素，头发依然干枯、毛燥？”

“我刚30多岁怎么就有白头发了？”

“我的头发怎么这么多分叉啊？”……

别惊慌，类似的头发问题其实是一个非常明显的预警，提示你的气血出问题了，该补养气血了。

中医认为，“肾之华在于发”，意思是说，肾的精气是否充盈，肾阴肾阳是否充盛，完全可以从头发的外在表现上看出来。顾名思义，头发乌黑浓密、光亮润泽即是肾脏精气充足的表现，反之则提醒人们肾脏的精气亏虚了，要给予高度重视了。

中医又有“发为血之余”的说法，意思是说头发的生长依赖于肝血的滋养，当肝脏内的血液充足时，头发就能得到养分的有效滋养，表现为乌黑浓密、光滑柔顺。可以这样说，头发是人体气血盛衰的晴雨表，从头发的状态上可以看出人体的气血充盈状况。

观头发辨气血

头发状态	反映的气血状况
头发变白	是肝血、肾气衰落的表现
头发长得慢、易干枯	肝血不足
年轻人短时间内出现白发，且伴有脾气不好、容易发火	肝郁血热
头发早白，伴有睡眠不足、腰膝无力、耳鸣	是肾气不足的信号
头发大量脱落，越来越稀疏	气血亏虚严重
头发油腻	脾肺不和，脾气太过，肺气虚

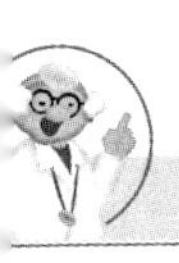

观眉毛

眉毛不仅可以彰显一个人的个性、魅力，还是身体健康状态的标志之一。在中医典籍《黄帝内经》中，曾对眉毛有过这样的描述："美眉者，足太阳之脉血气多；恶眉者，血气少也。"意思是说，眉毛长粗、浓密、润泽的人，气血旺盛，反之眉毛稀短、细淡、枯脱者，则是气血不足的直接表现。

因此，平日里不要随意拔眉毛，更不要为了追求时尚彻底将眉毛拔光，然后再煞费苦心地去文眉。殊不知，形象是有了但健康却受损了。多留心，随时观察一下你的眉毛生长状况，这是未病先防的最好方式。下面为读者列了一份观眉毛知健康的健康表，希望能对大家有所帮助。

观眉知健康

眉毛状态	反映的问题
眉毛稀疏、脱落	大多是气血不足所致，此类人多表现为体弱多病，容易出现手脚冰凉、肾气虚弱等症状。甲状腺功能减退症及脑垂体前叶功能减退症患者，眉毛脱落较为明显，尤其是眉毛外侧1/3处
眉毛下垂	多为单侧面神经麻痹引起，患侧因神经病变使眉毛不能与正常眉毛等高，有的人属于单侧下眼睑下垂使得眉毛不能等高
眉毛干枯	如果是女性眉毛稍干枯，可能是月经失调导致的；儿童眉毛干枯，是营养不良的典型症状
眉毛过密	眉毛浓密原本是健康的表现，但物极必反，一旦眉毛出现过于浓密的现象，就要警惕肾上腺皮质功能亢进的问题了
眉毛倾倒	这是重病的典型征兆，需特别留意胆腑发生病变
眉毛竖冲	该种情况是病情危急的表现，有此情况者需要提防患急性病
眉毛过长	人讲这种眉称为"长寿眉"，但据临床观察，中年人若出现"寿眉"则患肿瘤、免疫性疾病的概率较高，有些疾病或许已处于潜伏期，需倍加留意。"寿眉"出现得越早，说明衰老的步伐越快
眉毛粗短	眉毛粗短者大多性情急躁易怒，须提防患上急性病

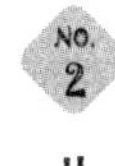

观面色

中医认为，人体内发生的病变，必然会反映到体表，而面色就是这种体表反映之一。《黄帝内经》指出：“十二经脉，三百六十五络，气血皆上于面而走空（孔）窍。”说明人体的气血状况在面部都会有相应的表现。

那什么样的面色才是健康的呢？中医典籍《黄帝内经》中形容健康的面色称之为“白绢裹朱砂”，意思是说：健康的面色要像白色的丝绢裹着朱砂、白里透红。这是气血充足、脏腑功能正常、精神健旺的表现。而人在气血状况不佳时，就会面露病色，出现苍白、潮红、青紫、发黄、黑色等多种异常的面色。

那么，如何通过“面子”问题辨别气血状态呢？请看下面的表格。

观面色辨气血

面色	反映的气血状态
面色发黄	是体内湿热的表现，若伴有脸色晦黯则为寒湿的表现。面色萎黄，多表现为脾虚，营血不足；面色发黄并伴有水肿，为脾虚有湿的表征
面色发白	大多为虚证、寒证或失血的表现，比如贫血患者大多会因为血色素不足而使面色呈现白兼萎黄色；呼吸系统疾病、久病体虚、大出血、慢性肾炎患者也会出现脸色苍白的现象
面色潮红	大多为热证的表象，血得热则行，脉络充盈，血液流通的速度加快，使皮肤呈现出红色，比如发热、阴虚火旺、高血压、结核病等患者都有此种面色
面色发青	常是气血不通、脉络受阻造成的，比如先天性心脏病、心力衰竭、肝病等患者通常会有此种面色
面色发黑	重病患者常有此表现，如肾病或血瘀证等；长期服用某类药物，如砷剂、抗癌药等，也会造成不同程度的面色发黑

补气养血一点通

吃出白里通红好面色

脸色发白的人，不妨吃些有补铁补血作用的食物，如鱼、鸡肉、黑豆、大枣、枸杞、桂圆等；脸色潮红者，不可食用辛辣、刺激性强的食物；脸色发黑的肾病患者，可吃些补肾作用较佳的食物，如黑芝麻、核桃、木耳等。

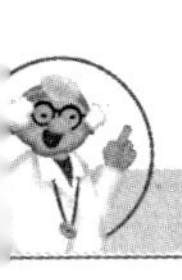

观耳朵

生活中，人们常说“耳朵大有福”，这句话绝不是空穴来风，确实是有一定道理的。在中医学里，耳朵是人体的缩影，通过耳朵的形态、色泽等可以判断一个人的气血充盈状况。

另外，耳朵与肾的关系尤为密切，有“肾开窍于耳”之说。明代中医典籍《景岳全书》中有这样的记载：“肾气充足，则耳聪目明，若劳伤血气，精脱肾惫，必致聋。故人于中年之后，每多耳鸣，如风雨，如蝉鸣，如潮声者，皆阴衰肾亏而然。”因此，观察耳朵的状态也可以判断肾功能的强弱。

观耳朵辨气血

耳朵状态	反映的气血问题
耳朵呈淡淡粉红色，且有光泽，无斑点或皱纹	气血充足
耳朵黯淡无光	气血不足
耳朵枯燥、萎缩、斑点丛生	肾脏功能开始衰弱，需要提高注意了
耳朵厚大，耳垂饱满	肾气充足
耳朵薄而小	肾气亏虚
耳鸣	肾虚

补气养血一点通

促进气血通畅的耳部保健法

◎提拉耳廓：用双手手指同时捏住同侧耳朵的耳廓部位，同时向上提拉，各拉30次。

◎按摩耳廓：双手握空拳，以拇指和食指沿耳廓上下来回按摩，直到耳廓充血发热为止。

◎按摩耳根：将食指放在耳朵前面，拇指置于耳朵背面，沿耳根从下往上来回推摩，每次50下。

◎拉耳垂：用双手的拇指和食指捏住耳垂向下拉，手法由轻到重，每次20下。下拉的程度不宜过大，以个人能承受为限。

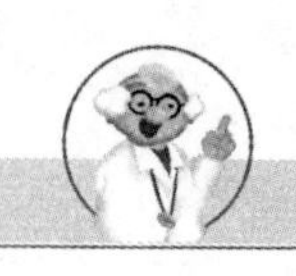

观眼睛

我们常说眼睛是心灵的窗户，其实，眼睛也是人体气血盈亏的指示器，尤其与肝脏气血的联系最为紧密，《黄帝内经》中说：“肝开窍于目。”一方面，肝经经脉与目系相连，肝的精气通过经络传递给双眼，眼睛就能够看清东西，分辨颜色。另一方面，“肝受血而能视”，即眼睛视力的强弱，依赖于肝血的濡养。正常情况下，肝气调和，肝血充足，眼睛就能得到充足的气血濡养，使人眼睛清澈明亮、神采奕奕，视物清楚。如果肝脏气血出现异常，就会引起眼睛的异常变化。因此，我们可以通过仔细观察眼睛的变化，来了解气血的情况。

观眼睛辨气血

眼睛的异常变化	反映的气血问题
眼白的颜色混浊、发黄，或者视物昏花、视力减退、夜盲	气血不足
两眼干涩，甚至干而作痛	肝阴不足
目赤肿痛、目眵增多、畏光流泪或迎风流泪	肝脏有实火，上炎至眼部所致
眼白有血丝	多为肺部和大肠有热
眼白有雾斑（即片状青紫斑），并伴有胀痛	肝气郁结
眼袋很大，眼皮沉重	说明脾虚，也代表气血不足
两目呆滞，晦暗无光	是气血衰竭的表现

补气养血一点通

多吃养血食物让眼睛明亮起来

想保护眼睛，让眼睛明亮起来，除了平常注意用眼适度外，还要注意饮食，多吃一些养血明目的食物，如动物肝脏、动物血、枸杞子、大枣等。

猪肝花生大枣粥

原料：猪肝、花生、大米各50克，大枣15枚，盐、葱姜各适量。

做法：猪肝洗净、切碎；花生、大枣、大米分别洗净，一起放入锅中煮粥，粥熟后可加盐、葱姜调味即可。

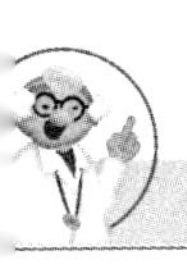

观手掌

平日里，我们经常会看到天桥上、马路边有人打着“看手相知运程”的幌子招摇撞骗，但这种行为似乎很受那些失意人士买账。通过手相究竟能否看透未来运程我不清楚，但通过手相确确实实可以看出一个人的气血状况。

打个比方说，人的身体健康状态就像小树一样，枝繁叶茂说明生长旺盛、健康状态较佳，反之则是病态的表现。人的健康状态，也可以像小树一样，从外表即可看出，手掌就是一个重要的观察部位。比如，正常手温是冬暖夏凉，如果恰恰相反，就要警惕血虚了，当然，这也不可一概而论，通过手掌的温度观察气血盈亏状态，还要根据手掌的实际部位而另当别论。除了手的温度以外，手部皮肤的颜色和状态，也是辨别气血状态的重要信息，千万不能放过。

为了方便大家通过观察手部来了解自身气血状况，我根据临床上的一些症状表现做了总结，以供大家参考。

观手掌辨气血

手部状态		反映的气血问题
手指	热	多见于便秘、血液黏稠、月经失调的患者
	寒	多见于脾肾阳虚，甲状腺功能低下、微循环障碍、经脉不通、易疲劳、月经失调、反复感冒的患者
手掌	热	多见于心火过盛的患者，常伴有失眠多梦、易疲劳、心慌、头脑混沌不清、头晕头痛
	寒	多见于脾胃虚寒患者，可伴有消化不良、贫血等症状
手指及手掌	寒热交错	手心凉手指热、手心热手指凉、一只手热一只手凉都是阴阳失调的典型特征。常伴有心烦、失眠多梦、咽喉痛等症状
掌心白、指尖红		肝气恰当，血脉旺盛，健康状态良好
手背血管不明显，有时血管部位呈凹陷状态		气血不足，血液流量不足
手背血管颜色过深		说明血脂较高，随着气血逐渐充盈，血管会越来越饱满，颜色也会越来越淡，血管弹性也会逐渐好转

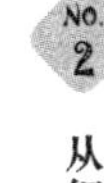

观指甲

中医认为，通过观察指甲的色泽及外观状态，同样可以看出人体的气血及健康状态。为什么呢？因为在中医学里，肝主筋藏血，爪为筋之余，故肝其荣在爪。爪，就是指手指和脚趾上的指甲。因此，我们可以从指甲判断肝脏功能的盛衰，推断气血盈亏的变化。

观指甲辨气血

手指状态	反映的气血及健康问题
指甲颜色泛白，又软又薄还易裂	说明肝血不足，营养不良、贫血患者都容易出现这种指甲；如果指甲在短时间内变白，常有失血、休克等急症出现；如果指甲白得像玻璃一样，则是肝硬化的特征
指甲呈黄色	大多是因湿热熏蒸造成的，如甲状腺功能减退、胡萝卜血症、肾病综合征等患者常出现黄指甲
指甲呈灰色	大多由于缺氧造成，一般在吸烟者中比较常见。若不吸烟也出现灰色指甲，则要警惕患上了甲癣
指甲上出现斑点	如果是白色斑点，则可能是患有缺钙、缺硅、寄生虫病，或者神经衰弱；若斑点色黄且小，则可能患上了消化系统的疾病；如果斑点呈黑色，则可能是操劳过度或营养不良
指甲凹凸不平或像鹰爪一样	是气滞血瘀的表现
指甲上有竖纹	大多因过度疲劳、用脑过度、睡眠不足造成，充分休息后，竖纹会有所缓解。如果竖纹一直存在，则可能是体内器官的慢性病变，需及时到医院进行检查
指甲上有横纹	多提示体内某个器官已经出现病变，开始的时候横纹只在指甲的根部，随着指甲的生长，逐渐向指尖移动
指甲呈圆形	说明体质强健，很少受疾病所扰，但此类人对疾病的敏感度不够，所以一旦生病，往往就很重
指甲面呈百合形	即指甲中间明显突起，四周内曲，从形状上来看类似于百合状，这类指甲出现时，多提示消化系统方面出了问题
指甲呈扇形	即指甲下窄上宽，指端成弧形，说明身体素质较好，健康状态较佳，耐受能力很强

NO. 3

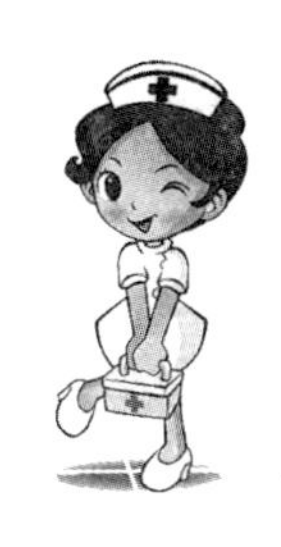

气血不足是百病之根，女人要健康需把气血养

人体的五脏六腑、四肢百骸无一不需要气血的滋养，一旦气血不足，人的生理机能便会降低，大大小小的病症便会自行找上门来。可以说，气血不足就是百病的根源，而女人因为生理原因，气血不足更会导致痛经、乳腺增生、不孕不育、黄褐斑等特有疾病。所以说，女性要健康就必须把养气血养好，养气血就等于防患于未然，为身体上一份超值的“保险”。

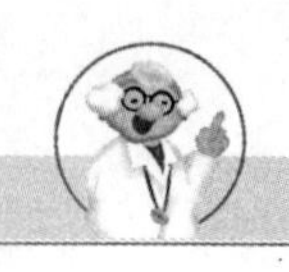

生活中，很多常见病、慢性病都存在气血不足的问题，比如少白头、青春痘、颈椎病、神经衰弱、肩周炎、高血压、高脂血症、糖尿病、便秘、贫血等，以及痛经、乳腺增生、不孕等女性特有疾病。注意调补气血，保持气血通畅，就能预防和辅助治疗这些疾病。

少白头

头发是否健康能给人的信心、形象带来很大的影响。曾几何时，白发本是老年人的专利，可现如今长白头发的年轻人比比皆是。很多人为了保持形象，不得不选择染发，可是染发剂用多了对身体健康会造成伤害。所以，我们必须找到原因，从根本上改善少白头的症状。那么，是什么原因造成的少白头呢？中医认为，头发早白与与气血有很大的关系。

发为血之余

关于头发与气血的关系，明代张景岳在《类经》中提到，“发为血之余”，是说头发的营养来源于血，与先天肾气、肝肾精血密切相关。如果肾气不足、肝肾精血亏虚，头发就会失去濡养而没有光泽，或早白或脱落。所以，治疗少白头的关键，就是要补足气血。

饮食内调补足气血

补气血首先得靠内调，也就是在吃上下工夫，通过饮食来养好我们的气血，这样头发才能滋润光亮。建议大家多吃些滋补肝肾、养气补血的食物，比如黑豆、红豆、青豆、黑芝麻、核桃、胡萝卜、菠菜、香菇、黑木耳、乌骨鸡、甲鱼、海参、大枣、黑枣、柿子等。此外，保持心情舒畅，避免过度紧张、劳累也可以在一定程度上预防白发过早出现。

以下介绍几例食疗配方，有“少白头”的年轻朋友可以酌情选用。

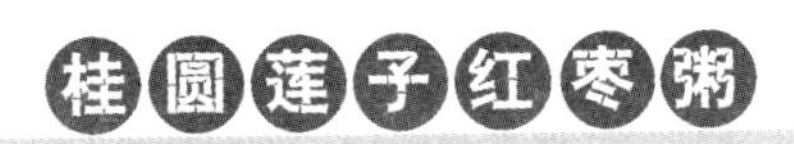

原料：桂圆肉、莲子各20克，大枣10枚，大米50克。

做法：将原料分别洗净，一起放入锅中煮成粥即可。

功效：每日2次，连服1~2个月，可以滋补气血，使头发变黑。

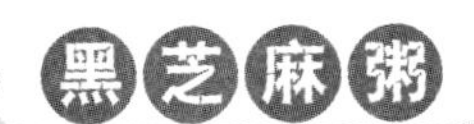

原料：黑芝麻30克，粳米60克。

做法：先将黑芝麻洗净晒干后，炒熟研碎，与粳米一起煮粥。

功效：补益肝肾，滋润五脏，适用于身体虚弱、头发早白。

勤梳头可促进头皮气血畅通，滋养发根

梳头可刺激头皮末梢神经，改善和提高头部的血液循环，对提高发质、防止头发早白、减少脱发很有效。梳头时，可用手指梳，也可以用梳子梳头，梳子最好选用牛角梳、玉梳、木梳。另外，还要注意，梳头动作宜轻，宜缓，力度均匀，一般以感觉胀热、舒适为度。

方法一：用手指梳头

1. 双手五指微张，手指屈曲，以指端着力深触头皮。

2. 吸气，用手指从前额的发际向颈后的发根处梳，再从头部两侧由前向后进行梳理。

3. 呼气，两手放松，向身体两侧用力甩一下。

4. 按照以上方法反复梳头，每次梳2~3分钟，每天早晚各梳1次。

方法二：用梳子梳头

1. 全身放松，手持梳子与头皮成90°角，梳齿深触头皮。

2. 以头顶的百会穴为中心，顺着头发生长的方向梳刮，连梳6下。

3. 换个角度继续梳，要围绕头部梳刮一圈，确保每块头皮都被按摩到。

4. 按照以上方法反复梳头，直到头皮微微发热、发麻为宜，每天早晚各梳 1 次。

青春痘

女孩子天性爱美，但是处于青春期的女孩常常面临青春痘的“作弄”。青春痘的学名叫痤疮，多因体内热气炽盛引起，患者多喜欢辛辣、油腻、味重的食物，导致肺经热盛或脾胃湿热，时间长了，就会灼伤阴津，血热则毒盛，淤积于面部，就会出现痤疮；也可能是患者情绪不佳，导致肝气郁结、内分泌失调所致。所以，长了青春痘，不能简单地涂抹药膏、服用抗生素，这样并不能从根本上解决问题，而是需要从内而外的调理。

长了痘痘，在饮食上就要尽量少吃海鲜、油炸、辛辣等刺激性食物；蜂蜜、蜂王浆、阿胶、高丽参等性质温热的补品也最好不要吃，以免加重痤疮；多喝白开水，多吃富含膳食纤维和维生素的食物，如各种粗粮，及芹菜、豆角、白菜、苹果、香蕉等新鲜果蔬，以保持大便通畅，可防止增加内热，使病症变得严重。

另外，在中药材中，黄芪可以称作是女孩脸上痘痘的“天敌”，不管是外用还是泡茶饮用，都有明显效果。

黄芪祛痘面膜

原料：生黄芪50克，白及50克，白术20克，蒺藜20克，牵牛子15克。

做法：把以上药材粉碎，过筛，然后用筛后的细粉与鸡蛋清或蜂蜜调和，每周做一次面膜。

功效：补气活血，消肿生肌。

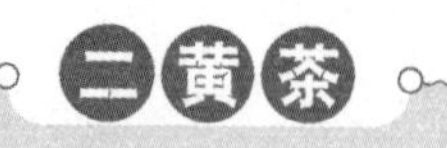

原料：生黄芪10克，黄芩3克。

做法：用以上两味药材加水，煮沸20分钟，取汁，待温时加入蜂蜜，每天饮用。

功效：补气、清热燥湿、解毒。

补气养血一点通

生活方式上的防痘法

要防治青春痘，在情绪上要保持开朗，养成良好的作息习惯，保证充足的睡眠，不过度劳累，不熬夜，多运动，这些都可以促进内分泌正常，并且减少有毒物质在体内的堆积。

颈椎病

现代社会颈椎病困扰着许多人，吃药、理疗、针灸、贴膏药等诸多方法，都没办法彻底治愈，稍不注意就又会发作了。万病皆由气血起，颈椎病当然也不例外。如一些久坐不运动的人，容易导致脏腑气血虚亏，气血流通不畅，肩颈部的肌肉群由于缺乏血液滋养，代谢缓慢，逐渐会产生酸痛感，如果不及时调节，就会导致颈部气血淤阻，颈椎病就这样出现了。

所以，预防颈椎病的关键就是要多活动颈肩部，让这里的气血流通起来，这里教给大家一种防治颈椎病的按摩法，可以自己做，也可以与家人或同事做。

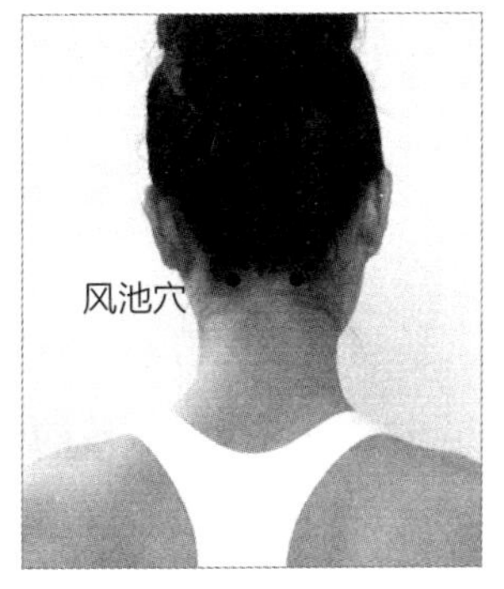

◎ 第一步：松解肌肉

对颈项部、枕后部、肩胛部、颈椎横突后结节和胸椎夹脊等处，交替使用有节奏的拍击、拿捏、按揉、拿揉等手法，在使颈肩背部肌肉逐渐放松的同时，配合颈椎的旋摇活动，以调整颈椎微小错移。

◎ 第二步：推拿风池、肩井、天宗穴

在肌肉逐步放松的情况下，刺激这三个关键穴位及其周边肌肉群，可有效松解劳损、紧张甚至痉挛的颈部肌肉。

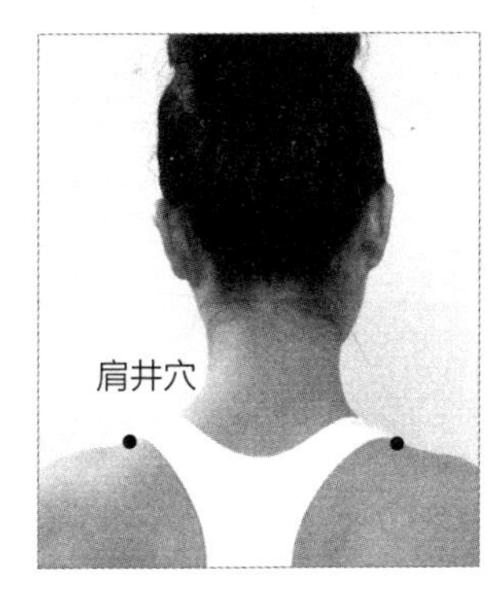

【定位取穴】

风池穴：在颈后区，胸锁乳突肌上端与斜方肌上端的凹陷中。

肩井穴：在肩胛区，第7颈椎棘突与肩峰最外侧点连线的中点。

天宗穴：在肩胛区，肩胛冈中点与肩胛骨下角连线的上1/3与下2/3交点凹陷中。

【按摩方法】先分别按揉三个穴位各2~3分钟，然后分别从穴位处向周边肌肉群推揉，手法宜轻缓柔和，推揉5~10分钟。

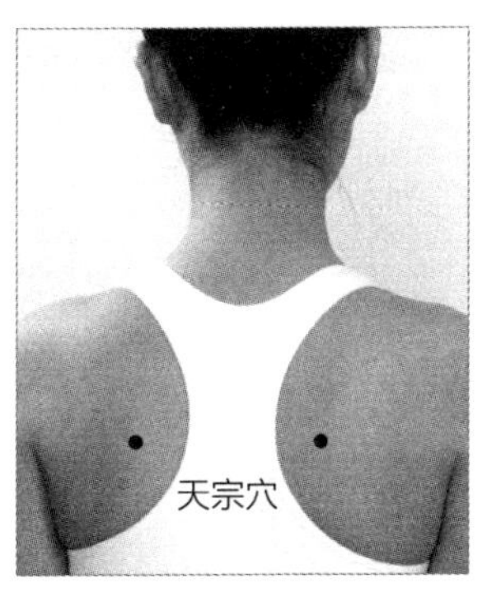

肩周炎

50岁左右的人最容易患上肩周炎，所以这种病又叫作“五十肩”。在中医看来，肩周炎属于痹证范畴，是由气血不足、外感风寒所致，中医对寒邪特性的描述是“寒性收引”，肩部受寒，可以导致血管、经络收缩，影响气血的运行。此外，过度劳累的人也很容易发生肩周炎。

肩周炎会使患者的肩关节活动受到限制，影响手臂的前屈高举、后伸、外展、内旋等动作，造成洗澡、穿衣等日常生活的不便。肩周炎的特点是起病缓慢，病程长，所以在出现肩背部不适症状时，就应该抓紧进行自我调节。

饮食调理防治肩周炎

肩周炎患者在进行饮食调养时，应以温经散寒、活血行气、通络止痛为主，可多吃些具有温热性的食物，如牛肉、羊肉、姜、韭菜、核桃仁等；也可以少量饮酒，以起到活血舒筋的作用；忌食生冷、肥腻食物，少吃辛辣食物，减少食用油、盐等调味品的摄入。

下面就给大家介绍几个食疗方，供大家参考。

宽根藤瘦肉汤

原料：宽根藤50克，宣木瓜15克，瘦肉100克，盐适量。

做法：宽根藤、宣木瓜分别洗净，瘦肉洗净、切块，加适量清水一起煲汤，熟后调味即可。

功效：舒筋活络、祛风湿痹，适用于风寒湿痹型的肩周炎患者。

茅根桑枝粥

原料：干茅根、老桑枝各50克，大米适量。

做法：将干茅根、老桑枝水煎取汁；大米洗净后放入药汁中煮成粥即可。

功效：清热解毒，适用于寒郁化热型的肩周炎患者。

原料：桑寄生50克，全当归10克，鸡蛋1枚。

做法：先将鸡蛋煮熟去壳，再加入桑寄生、当归一起煮，然后加适量红糖饮用。

功效：补气血，祛风湿。适用于气血瘀滞型或肝肾亏损型的肩周炎患者。

适当运动可促进病情恢复

患有肩周炎的人平时应加强锻炼，增强机体的抵抗能力，特别是应该多做一些臂上举、外展、旋肩的运动。

【臂上举练习】双手握住体操棒，在体前，手臂伸直，然后反复用力向上抬举，尽量向头后部延伸；在体后，双手握棒，用力向上抬举。

【外展练习】双手在颈后部交叉，肩关节尽量内收及外展，反复数次。

【旋肩练习】每天坚持早晚两次转动胳膊。做法是将伤痛一侧的肘关节屈曲成90°，然后以肩关节为圆心，转动360°，由前向后和由后向前交替进行，每次坚持15分钟。病情较重者可先轻微转动，逐渐增大幅度和次数。一般轻者3个月，重者6个月到1年即可痊愈。

最后，还要告诫大家，肠道寒湿重的人群，睡觉时一定要注意肩背部的保暖，如果不小心受凉，引起肩周、肩背部不适或有疼痛感，就要及时按照上面的方法按摩，以利于痊愈。

中药贴敷可缓解症状

除了合理的饮食和适当的运动，大家也可以在患处用中药贴敷的方法来缓解症状，临床效果也很不错。

【组方】紫苏子、吴茱萸、薏米、莱菔子、菟丝子、盐各30克。

【做法】盐炒黄，其余的药炒至变色，一起装入布袋，温熨患处。

【用法】每日3次，连续15天为1疗程。

【功效】补益肝肾、温中理气、祛风除湿，可有效缓解肩周炎症状。

高血压

高血压是最常见的心血管疾病，在我们周围，患高血压需要常年服药的人比比皆是。高血压对人体健康危害极大，中医在治疗高血压时讲究辨证分析，认为在高血压患者中有一大部分是气血亏虚导致的。

气血亏虚型高血压最容易在冬季发作，多因脾胃虚弱、饮食不足导致气血生化无源，或因过度劳累、肾气亏虚等耗伤气血所致。临床常表现为眩晕、心悸、少眠、气短懒言、疲乏无力、饮食减少、面色萎黄、唇甲无华，舌质色淡，脉象细弱等。其中最明显的就是不耐劳累，稍有劳累则上述症状就会加重，休息一段时间后则减轻。严重者甚至由于劳累会突然昏倒，并伴有半身不遂、说话困难等。

如果你属于此种类型的高血压，那么，除了要坚持服药外，还要特别注意气血的调补。

多吃补气养血的食物降血压

气血亏虚型高血压患者的饮食应以清淡为宜，少吃甜食，特别应限制盐的摄入量；宜选择营养丰富的高蛋白食物，如瘦肉、鱼类、蛋奶、豆类及豆制品等；可多吃阿胶、大枣、山药、地黄、莲子、酸枣仁、黑芝麻、枸杞等具有培元固本、补气养血功效的食物。

这里给大家推荐一款补气养血的食疗方：

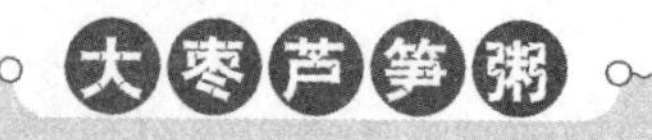

原料：大枣10枚，鲜芦笋、大米各100克。

做法：大枣、大米分别洗净；芦笋洗净，切段；将大枣、大米一起放入锅中，加入适量清水煮粥，粥将熟时放入芦笋段，继续煮至粥熟即可。

功效：可平肝降压、益气养血，适宜气血两虚型高血压患者食用。

补气养血一点通

生活起居上的注意要点

◎气血亏虚型高血压患者在发病时宜卧床休息，闭目养神，每天保证6～8小时的良好睡眠，午睡半小时，睡前避免情绪激动或剧烈运动。

◎起卧时动作宜缓，避免突然站立或坐起，下床、如厕等需要有人协助，以防意外。

◎避免突然强力的主动或被动的头部运动，少做或不做转身、弯腰动作，以免诱发或加重眩晕。

◎居室要温度适宜、整洁、安静、舒适，避免噪声。

温灸足三里、气海、血海穴可益气补血

除了食补外，用艾条温灸具有益气补血功效的穴位，如足三里、气海、血海，也能起到辅助降血压的作用。其中，足三里是胃经的合穴，艾灸此穴，不但能补脾健胃，有效改善胃肠功能，还能扶正祛邪、通经活络；气海穴是任脉上的重要穴位，为元气聚集之处，常艾灸此穴，可起到培补元气、益肾固精之功；血海穴是脾经的腧穴，为脾经所生之血的聚集之处，艾灸此穴可引血归经，补充肝血不足。

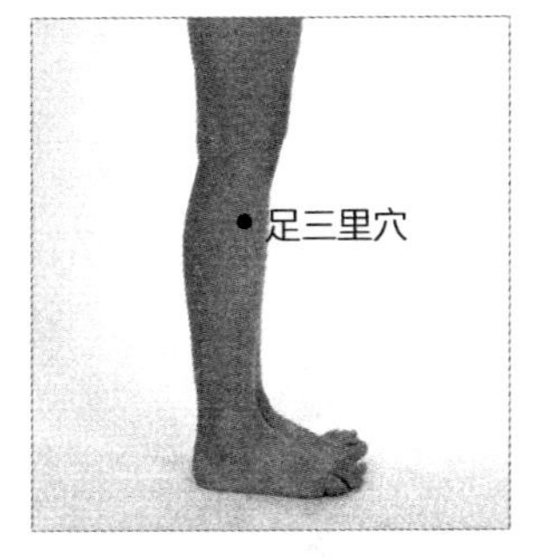

【定位取穴】

足三里穴：位于外膝眼下三寸（约四横指），胫骨外侧约一横指处。

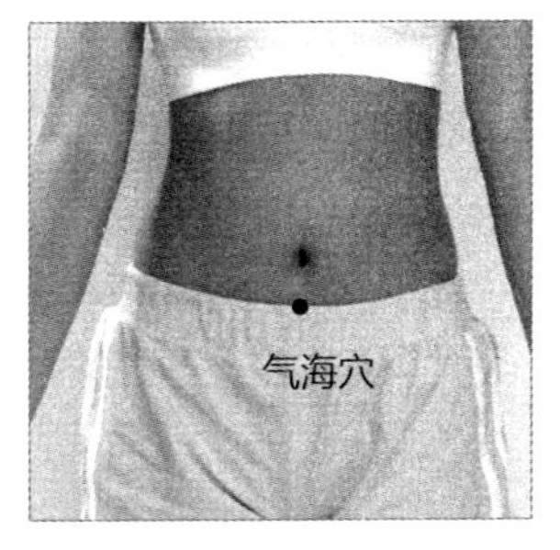

气海穴：位于人体下腹部正中线上，当脐下1.5寸处。

血海穴：位于大腿内侧，髌底内侧端上2寸，大腿内侧肌隆起处。

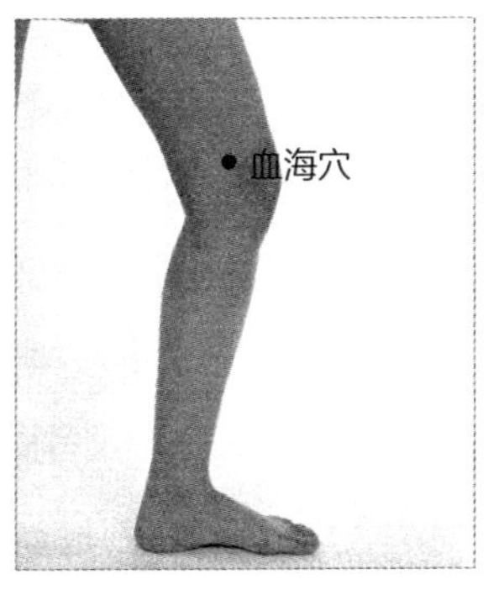

【艾灸方法】将艾条点燃，在距足三里穴上方2~3厘米处施灸，可随热感随时调整距离，以局部皮肤发红为度。然后用同样的方法艾灸气海穴、血海穴。每穴每次灸10～15分钟，隔日或3日灸1次，每月灸10次。

糖尿病

糖尿病是一组以高血糖为特征的内分泌代谢性疾病，西医认为，糖尿病主要是由于胰岛素相对或绝对不足导致的。而在中医里，糖尿病属于“消渴”的范畴，是以气阴两虚为本，燥热为标，其变证为气滞血瘀。气阴两虚主要是指脾肾两虚，脾为气血生化之源，具有益气、生血、统血、摄血的功效，脾气亏虚，血行无力可致血瘀；肾阴虚则阴血不足，脉道枯涩可致血瘀；燥热炽盛，津血损耗也可导致血瘀。瘀血既是糖尿病的病理产物，又是并发症的重要致病因素。所以，益气补血、活血化瘀对治疗糖尿病至关重要。

饮食调养可稳定血糖

糖尿病患者可适当多吃苦瓜、燕麦、绿豆、玉米、荞麦、芹菜、大蒜等具有降血糖作用的食物，以及黄芪、莲子、山药、党参、黑芝麻、山楂、桃仁等能健脾补肾、益气活血的药食两用之物；忌食各种高糖、高脂肪、高胆固醇食物，尤其要戒酒。

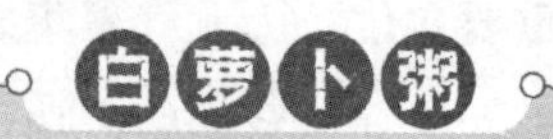

原料：新鲜白萝卜约250克，粳米100克。

做法：将白萝卜洗净切碎，同粳米一起煮粥；或者将白萝卜捣汁和粳米一同煮粥。

功效：补气养血，降血糖。

坚持运动可辅助降血糖

经常进行体育健身活动，如散步、骑车、健身操、跑步、游泳、太极拳等，有助于糖尿病患者的康复，并能减少各种并发症的发生。这里为大家推荐太极拳中的站桩法，对降低血糖有帮助。

【站桩方法】两脚站立与肩同宽，两膝微屈，双臂平举，手高于肩，肩高于肘，双掌指尖相对置于腹前呈抱球状，轻闭双目，自然呼吸。

【注意事项】在站桩的过程中要保持呼吸均匀调顺，精神与形体和谐一致。

高脂血症

高脂血症和许多疾病的发生发展有着密切的关系。关于高脂血症的原因，中医认为是由于肝、脾、肾三脏功能失调导致的，尤其与脾、肾的关系最大，属中医“痰浊”“血瘀”“湿阻”的范畴，具体又分为脾虚湿阻、气滞血瘀、痰瘀交阻、肝肾阴虚等多种证型，所以，健脾养肾、调养气血对改善血脂状况大有裨益。

吃对饮食降血脂

高脂血症患者要改变精细为主、脂肪为主的饮食习惯，做到粗细搭配；多吃新鲜蔬菜、水果，并增加深色蔬菜的比例，如茄子、紫洋葱、香菇、黑木耳、苹果等；也可用山楂、丹参、荷叶、桃仁等中药材做成药膳，可起到活血化瘀的作用；限制各种高糖、高脂肪、高胆固醇食物的过多摄入。

山楂丹参降脂茶

原料：山楂、炒决明子各15克，丹参20克，枸杞子10克。

做法：以上药材用小火水煎，取汁储藏于保温瓶中，代替茶饮。

功效：活血降脂。

适当运动可降血脂

高脂血症患者坚持适当的运动对降低血脂非常有帮助，如步行、游泳、慢跑等，最好每周坚持锻炼3次或以上。由于繁忙而没有时间步行的人，或者由于天气原因而无法外出时，可以在家里做原地踏步走，大摆臂，高抬腿等。如果空间足够大，还可以绕圈走，坚持20～30分钟。但要注意，不宜做持续全速快跑的激烈运动或者需要憋足气用力的运动，否则会给血管和心脏带来负担，还会使血压升高。

肥　胖

俗话说“腰围长一寸，寿命短一截”，可见肥胖的危害之大。现在减肥的方法多种多样，比如减肥茶、减肥药、按摩减肥、针灸减肥，等等，这些方法虽然能在短时间内让人瘦下去，但一旦停止，反弹得很严重。究其原因，就是没有找到导致肥胖的根源。中医认为，肥胖是气血失调的综合表现。所以，要想减肥，首先要调气血。

肥胖的根源是脾气虚所致的气血失调

《局方发挥》中说“肥人多湿”“肥人多痰”，可见，肥胖与痰湿有很密切的关系。而产生痰湿的原因就是脾气虚弱所致的气血失调。脾主运化水湿，而一旦脾气虚弱，运化失司，那么摄入的水谷精微就不能转化成身体需要的气血，反而变成痰湿淤积在体内，由此就形成了肥胖。所以，对于气血问题导致的肥胖，在中医诊治过程中，主在健脾益气，加快气血运行，增加体内的脂肪代谢速度，来达到减肥的目的。

控制饮食，减肥消脂

健康地控制饮食是肥胖患者减肥消脂的关键，可以选择一些既能快速补益气血而又不会产生赘肉的食物，也就是健脾养血的食物，如山药、薏米、芡实、红豆等，另外，再搭配一些像黑豆、大枣、桂圆、牛肉等补血益气的食物；也可以多补充一些补气利水的蔬菜（如黄瓜、白萝卜、冬瓜、绿豆芽等）、水果以及少量的坚果；同时，要减少高糖、高脂肪食物的摄入。

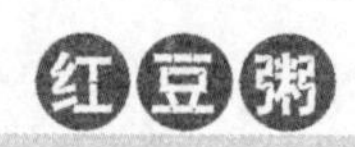

原料：红豆30克，粳米50克。

做法：将红豆、粳米洗净入锅，加清水煮粥。每日2次，作为早晚餐食用。

功效：久服可以利水湿，健脾，减重。

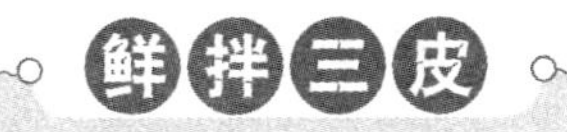

原料：西瓜皮、黄瓜皮、冬瓜皮各200克，盐、味精各适量。

做法：将三种瓜皮一起在开水锅内焯一下，等冷却后切成条状，放入少许盐、味精即成。

功效：具有清热利湿，减肥的功效。

加强运动，气血通畅防肥胖

经常运动，不仅可以健运脾气，还可以促进气血畅通，对预防肥胖很有效。比如每天步行1个小时，这样不仅能提高消耗脂肪的能力，而且增加代谢的功能，同时补血补气，也会让面色红润起来，使身体更加健康而有活力。

想减肥的人多运动是好事，但切记不要饿着肚子去运动，这样只会加剧气血的消耗。平时，还可以通过睡前按摩来帮助畅通气血，化解气滞，以促进新陈代谢。在每天晚上睡觉前，躺在床上，用手握成空拳，来回敲打自己腰部的左右两侧，用力适中，100下左右即可。这样坚持做下来，不仅可以减掉腰部赘肉，对于便秘患者也有很好的疗效。

补气养血一点通

腹部脂肪多可这样按摩

中年肥胖者的脂肪主要集中在腰腹部位，建议采用腹部按摩法，能够有效提高脾胃气血运化能力，消除这些多余脂肪。

【揉腹】以两手掌相叠，用掌心旋转按摩腹部，上起心口窝，下至耻骨，正反各30圈，以腹部渐至发热为度。

【推腹】以两手按于两侧腹部，用手掌用力向中心推挤，使腹部前凸，然后松开，使腹壁回弹，恢复原状为1次，共推20次。每日做1遍。

【擦腹】将两只手掌分别放在脐下小腹中央，同时上下摩擦30次，以渐感发热为度。

【按肚脐】将单手或两只手掌重叠按在肚脐处，揉按30次；或用食指、中指指腹在脐部进行轻柔的小幅度环旋揉压。

神经衰弱

整夜失眠，不能深度入睡，精神不济，食欲不振，记忆力明显不如以前，这些表现提示你可能已经成为神经衰弱人群中的一员了。绝大多数人在遇到这些问题时并没有重视，直到身体某个部位感到不适，才去寻医问药，而一旦知道自己患上神经衰弱后又变得非常紧张；也有不少人担心总睡不着觉，脑子会不会变坏？记忆力下降，自己会不会变傻？于是，这些很可能又成为新的负担，进一步加重了精神紧张和身体疲劳，从而使神经衰弱更加严重。

中医学认为，神经衰弱多由心气不足、心脾两虚、心神失养所致，所以，神经衰弱患者除了服用药物之外，还应补益心脾，调养气血。

饮食调养可益血安神

食疗法对治疗神经衰弱有明显的功效，经常食用一些具有养心安神、调理心脾作用的滋补食品，如大枣、莲子、山药、百合、桂圆、糯米、酸枣仁、柏子仁等；而那些辛辣香燥的刺激性食物，比如肉桂、辣椒、浓茶、烈性白酒等，尽量不要食用。

这里为大家推荐两款养血安神的食疗方：

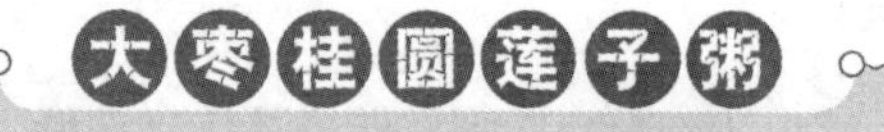

原料：大枣20枚，桂圆肉10克，莲子50克，白糖少许。

做法：将大枣、桂圆肉、莲子洗净，用适量水煮至熟烂后，加白糖调味即可，可在早晚餐时佐食。

功效：可健脾养血、益心安神。

补气养血一点通

神经衰弱患者要戒烟

烟草的主要有毒成分是烟碱，烟碱对大脑和自主神经系统都有很强的刺激作用，其表现开始为兴奋作用，随后便是抑制作用，久而久之会引起失眠、眩晕、乏力、思想混乱，进而导致神经衰弱。所以，神经衰弱患者不宜抽烟。

莲子百合瘦肉汤

原料：莲子、百合各30克，猪瘦肉250克，各种调料适量。

做法：将猪瘦肉洗净、切片，与莲子、百合一起放入锅中，用适量水煮至熟烂，加调料调味即可饮用。

功效：这道汤不仅口味鲜美，同时还可健脾润肺、清心安神，适用于一般中老年人及神经衰弱患者。

适当运动有助于缓解神经衰弱

适当运动对减轻精神压力、缓解神经疲劳有帮助，比如太极拳、健身气功、按摩、慢跑、打乒乓球等都有助于缓解神经衰弱的症状。情绪较差、精神萎靡不振的患者适宜于进行提高情绪的游戏或运动，如乒乓球、篮球、划船、跳绳、踢毽子等，也宜于在户外做轻量劳动。不过有几点要特别注意：

◎ 神经衰弱患者在参加这些运动时首先要根据个人的身体状况，切不可练得过久过量。

◎ 选择好锻炼的时间很重要，最好在早晨或傍晚前，避免在睡前活动，以免过度兴奋，妨碍睡眠。

◎ 锻炼地点要选择空气新鲜、绿化较好的环境。

◎ 锻炼后要做些轻微的整理活动，如按摩、洗脚等，以促进身心的平和与安静。

这里给大家特别推荐一种站马步桩疗法，不但能够固培元气，而且还可以调节气息，让人心情舒畅、精力充沛。一般练习一周就能取得显著疗效，长期坚持，神经衰弱一定可以治愈。

马步桩疗法

具体方法：将两脚开立与肩同宽，大腿屈膝蹲平，脚尖里扣正对前方，挺胸、塌腰、落臂，身体重心落于两腿之间，每天坚持早晚各练习5～10分钟。

失眠健忘

失眠健忘已成为现代女性常见的病症之一，它虽不像糖尿病、高血压等疾病会危及生命，但也给人们的生活带来了严重的不良影响。因此，关注、认识和改善失眠健忘症已不容忽视。

在中医看来，失眠和健忘虽然是不同的两种病证，但都是由于劳伤心脾、气血不足所引起的，只是临床表现有所区别。

	临床表现	二者关系
失眠	入睡困难、早醒、睡眠中易醒、醒后再难入睡、睡眠质量低、睡眠时间明显减少等	在短暂性失眠或失眠症早期，一般没有健忘症状出现，如果长期失眠，或失眠症状严重，使脑功能活动受到影响，便可出现健忘的情形
健忘	近期或远期记忆力减退、容易忘事、注意力不集中，重者可能连自己的家门都找不到	健忘患者经常会伴有程度不同的失眠，如果能够改善睡眠，则其健忘症也会相应地得到改善

从上面的表格中可以看出，失眠可导致或加重健忘，健忘也会间接地加重失眠。所以，在治疗的时候，要以补益心脾、养血安神为主，这样才能同时改善这两种病证。

吃对食物，补心脾、养气血

如果出现失眠健忘，不能一味吃药，由于治疗失眠的药物大多有副作用，所以建议大家尽量采用食疗的方法。

◎ 平时多吃一些具有养心安神、促进睡眠作用的食物，如核桃、百合、桂圆、莲子等。

◎ 少吃油腻、煎炸、熏烤食品，还要避免吃辛辣有刺激性的温燥食品。

◎ 睡前喝杯牛奶有助睡眠。牛奶营养丰富，特别是含有色氨酸，色氨酸是人体制造血清素的原料，可以抑制大脑的思维活动，从而使大脑进入酣睡状态。

◎ 睡前避免饮用刺激性饮品及食物，如咖啡、浓茶、可乐以及巧克力等，以免因精神兴奋或尿频而影响睡眠。

下面为大家推荐一款缓解失眠健忘的饮食调养方。

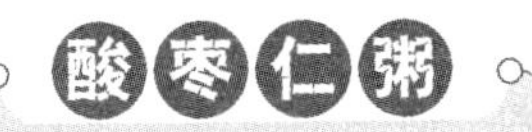

原料：炒酸枣仁（捣碎）15克，粳米100克。

做法：先把粳米煮粥，再煮酸枣仁取汁，将药汁加入粳米粥中即可。

功效：宁心安神，适用于心悸、失眠、多梦、心烦等。

改善失眠健忘症状的4种有效方法

除了饮食，能够改善失眠健忘症状的方法还有很多，我从中选择了4种比较有效易行的做法，有失眠健忘症状的人可以照着做。

◎ 甩手功：蹲马步，脚趾轻轻抓地，微微提臀，舌抵上腭，缓缓上抬手臂到与肩平行，再自然地甩落到身后。每次5～10分钟，每日2～3次，可使人感到神清气爽，对失眠健忘症状有非常明显的改善作用。

◎ 仰卧揉腹：每晚睡前，仰卧床上，先用右手按顺时针方向绕脐稍加用力揉腹，一边揉一边默念计数，计120次；再换左手按逆时针方向同样绕脐揉120次，对前半夜进入深睡有良好作用；如后半夜再不能入睡，可按上述方法各揉腹60次，对睡眠也有一定作用。

◎ 搓涌泉穴：涌泉穴在足底部，卷足时足前部凹陷处，当足底第二、第三趾缝。每晚睡前，端坐床上，先用右手掌搓左脚涌泉穴120次，再用左手掌搓右脚涌泉穴120次，每次力度均以感到微微胀痛为宜。便可驱除失眠，安然入睡。

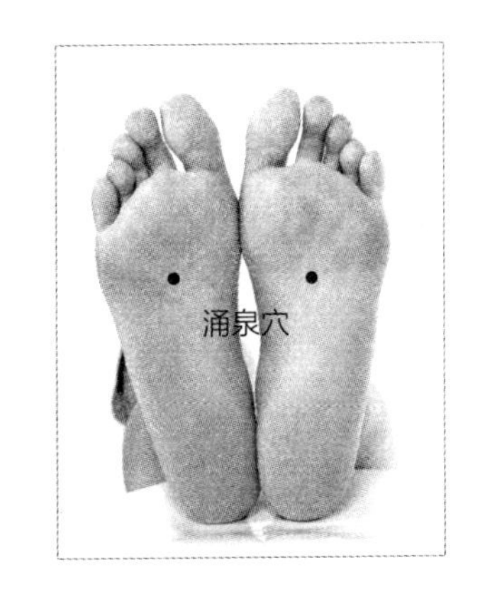

◎ 卧位呼吸法：取右侧卧位，全身放松，双目闭合，舌尖顶上腭，用鼻孔慢慢吸气，使整个腹部膨胀，再从鼻孔徐徐呼出，至全腹收缩。连续坚持2周，一般失眠就可转好。

抑 郁

现在，在身边的同事或朋友口中，经常能听到“郁闷”这个词，做事稍有不顺，或者别人惹自己不高兴了，这两个字马上便脱口而出，它俨然已经成了好多人的口头禅。当然，这个“郁闷”并不见得就是这里要介绍的抑郁症，可能仅仅是一时心情不好的一种情绪表达。

不过，正如中医古籍中所说：“气血冲和，百病不生；一有怫郁，诸病生焉。故人身诸病，多生于郁。”“郁闷”和“抑郁”两个词里面都包含有一个“郁”字，不论这个“郁”的程度轻重，其实都是体内气机不顺畅的一种表现。而积郁多了，就会成疾。所以，改善抑郁情绪的关键就是调畅气机，气血调和才有利于情绪稳定。

气由心生，养心调气不抑郁

俗话说，气由心生。心定则气顺，气顺则气血调和，气血调和则百病不生；心乱则气乱，气乱则气血失衡，气血失衡则百病生。可见养心调气对缓解抑郁的重要性。

养心调气有两种方式，一种是自我修炼，另一种就是求医问药。针灸和中药能较快地发挥作用，改善身体出现的一些明显不适症状。但是，要想使心内的“郁结”得到彻底治愈，并且长久地保持健康，就必须依靠“自我”的力量。俗话说“乐而忘忧”，正确对待现实生活中的挫折与委屈，认识到任何事物都有积极与消极的一面，不过于追求完美，常保持笑口常开，这样就可以使气血通畅，生机旺盛，有益于保持身心健康，情绪稳定。

补气养血一点通

自我修炼的外在手段

养心调气也可以借助一些外在手段，比如静坐、站桩、太极或瑜伽等内修方法，通过精神意念的导引，配合腹式呼吸法，使人保持心静体松的状态，坚持练习，能够使人气血调和舒畅，缓解抑郁症状，有利于身心疾病的康复。

巧用饮食，调畅气机解抑郁

驱除抑郁有很多渠道，饮食是改善与影响个人情绪最有力的方式之一，所以合理的饮食对促进身心健康也是有帮助的。像日常食品中有助于舒缓抑郁的鱼类、香蕉、葡萄柚、菠菜、樱桃、南瓜、干果、鸡肉、海鲜、全谷类等，都可以多吃一些。还可选择一些能够有效缓解和消除抑郁的膳食，比如：

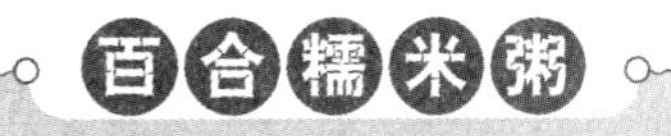

原料：鲜百合30克（或干百合10克），糯米50克，冰糖适量。

做法：将百合剥成瓣，洗净，糯米如常法煮粥，米将熟时加入百合煮粥，再加入冰糖调味。

功效：清心安神。

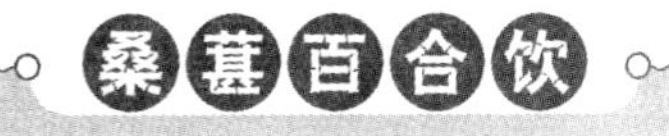

原料：用鲜桑葚100克，鲜百合50克，

做法：将上两味洗净，用水煎服，每日饮用1次。

功效：滋补肝肾，清心安神。

按摩太冲穴，疏肝理气，缓解抑郁

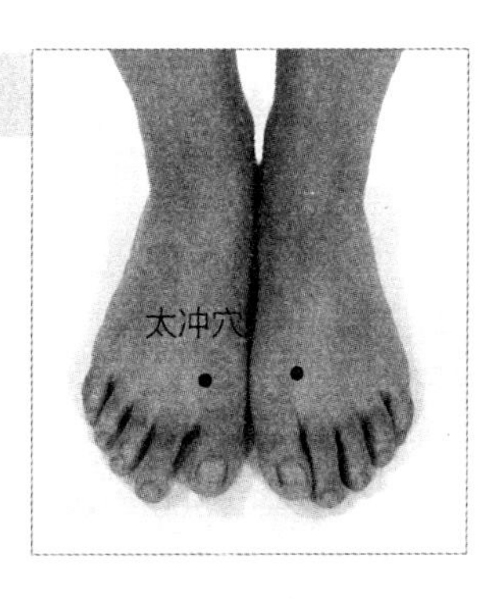

经络是气血流通的通道，经络不通，气滞血瘀，情绪自然就会出问题，所以，建议大家在感觉抑郁的时候，按摩一下太冲穴。此穴是肝经原穴（原气输注、经过和留止的部位），按摩太冲可调理整个肝经的气机，对疏解情绪很有好处。

【定位取穴】在足背侧，脚背大拇趾和第二趾结合处向后，在脚背最高点前的凹陷处，用手指按揉有酸胀感觉。

【按摩方法】每天下午3～5点，用拇指指端按揉双脚太冲穴2分钟，或是每天晚上9～11点，先用热水泡脚后再按揉5分钟。

便 秘

晋朝的医学家葛洪说过："若要长生，肠中常清。"正常地排出肠内粪便，可以清除体内毒素，保持消化吸收功能正常，从而使脏腑器官及时得到营养补充，既对保持日常生活中的良好情绪和提高工作效率有莫大好处，也有利于健康长寿。但是，一旦这一条"交通线路"出现堵塞，那些人体不需要的物质排不出去，后果便可想而知了。

那么，是什么原因导致的便秘呢？根据我多年的临床经验发现，很多患者的便秘都是由于不健康的生活方式引起的，比如食物过于精细、喜欢吃辛辣食物、饮水过少、久坐不动、缺乏运动等。而这些不良的生活方式，又会影响脾胃的功能，气血的生化与通畅，最终使得大肠传导无力而发生便秘。所以，对便秘的调治不能只靠药物，通过调整饮食、加强运动来调养气血才是根本。

调整饮食，有效缓解便秘

患有便秘的人应多喝水，在饮食方面应适当增加山药、玉米、粳米、糯米、大枣、蜂蜜、黑芝麻、松子、红薯等具有益气养血、润肠通便作用食物的摄入量，适当减少梨、黄瓜、冬瓜、西瓜等寒凉性果蔬的摄入，这些凉性水果的摄入无异于"雪上加霜"，不仅会增加便秘的症状，还会诱发或加重畏寒、腹中冷痛等阳虚症状。便秘患者除了要把好口关外，还要养成良好的生活习惯，如多喝水、定时如厕等。

下面为大家推荐两款缓解便秘的食疗方：

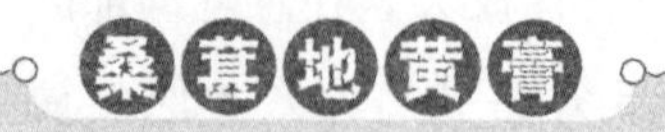

原料：桑葚500克，生地黄200克，蜂蜜适量。

做法：将桑葚、生地黄水煎2次，将药汁合并后，再用小火熬煮至比较黏稠时，加蜂蜜1倍的量，煮沸停火，冷却后装瓶。每日食用2次，每次1汤匙，以沸水冲化。

功效：补血润肠，适宜血虚便秘患者。

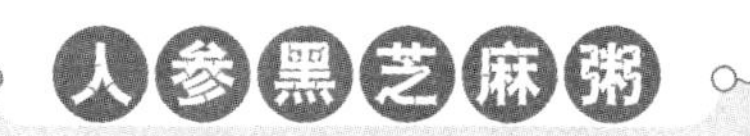

原料：人参5~10克，黑芝麻15克，白糖适量。

做法：将黑芝麻捣烂，人参用水煎，去渣留汁，加入黑芝麻及适量白糖，煮沸即可食用，可作早晚餐或点心食用。

功效：补气养血，适宜气血便秘患者。

按摩到位，肠道自通

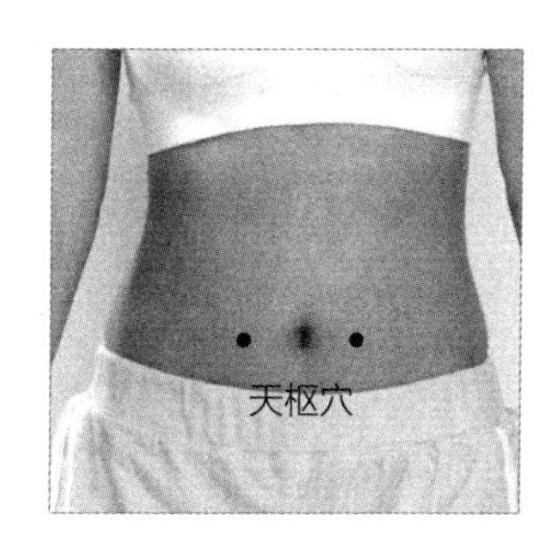

便秘是个顽症，想要根治还得从调养肠胃之本开始，按摩在这方面有较好的功效。

◎ 摩腹：平卧，双目微闭，舌抵上腭，平静腹式呼吸3分钟，每分钟6次。同时，将双手重叠，从右下腹开始绕脐以顺时针方向做环形按摩，用力要均匀，绕脐一周10秒钟。每次按摩5分钟后，再平静腹式呼吸3分钟，每日2~3次。可以调节脏腑功能，改善气血不通，促进肠道蠕动，增加肠胃功能，疏通便秘。一般按摩10天后，便秘症状便会有所减轻。

◎ 按揉天枢穴：仰卧，以中指和食指指端分别按揉两侧天枢穴（位于肚脐水平两侧两指宽处），每侧每次3分钟。饭后半小时按摩效果最好。天枢穴的位置向内对应的就是大肠，经常按揉可以促进胃肠蠕动，改善便秘。

补气养血一点通

生活起居怎么防便秘

◎避免滥用泻药，否则会使肠道的敏感性减弱，形成对某些泻药的依赖性，加重便秘。

◎养成良好的排便习惯，每日定时排便；有便意时不要忽视，及时排便；排便时要注意力集中，不看书或玩手机。

◎平时应多活动，避免久坐久卧，促进气血流通，上床睡觉前做下蹲10次的动作，可有效地缓解便秘。

◎合理安排生活和工作，做到劳逸结合，忌劳累过度。

◎要心情开朗，忌郁怒动火，否则会影响气机的通畅，加重便秘。

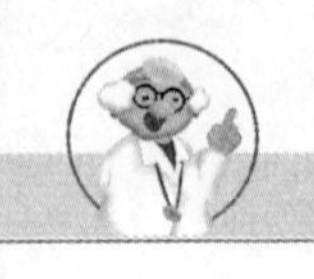

女人特有病

由于女人特殊的生理特点，气血与女人的关系更为密切，如果女人气血亏虚或不畅，就会导致一些女人特有的疾病，比如月经不调、痛经、乳腺增生、不孕症等。要根治这些疾病，就要补足气血，调畅气机。

痛　经

可能大多数女人都遭受过痛经的困扰。痛经大多出现在月经来临时，也有一部分人发生在月经前几天，月经来潮后腹痛加重，月经后一切正常。但不论哪种情况，给女人造成的痛苦都是很大的。

中医认为“不通则痛”，痛经的根本病理机制是“气血不通”。妇女在经期及月经前后，由于气血变化较大，这时如果情绪波动、起居不慎或外邪乘虚而入，都容易导致气血运行不畅，寒凝经脉，子宫经血流通受阻，从而引起痛经、月经紊乱、小腹坠胀甚至排出黑色的血块。所以中医治疗痛经时也是从“通”处入手，调理气血，畅通淤阻，以达到“通则不痛”的目的。根据每个人的不同症状表现，痛经可分为以下三种。

气滞血瘀型痛经

这种类型的痛经多是由于心情抑郁及工作压力大等引起的，表现为月经前及经期下腹胀痛，伴有乳房胀痛，经血下行不畅。

【食疗方法】平时可多吃一些行气活血的食物，如白萝卜、荔枝、橘子、山楂、丝瓜、桃仁、芹菜、油菜、墨鱼等。适当的药膳也有助于缓解痛经，比如益母草鸡蛋汤：

具体做法：用益母草30克，鸡蛋2枚加水同煮，鸡蛋熟后去壳，再煮片刻，去掉药渣吃蛋饮汤，每天1次，连服3～5天。

【自我按摩】从经前5天开始，每晚用双手重叠，掌心向下压于小腹正中，作逆时针方向旋转按摩10分钟，随后从小腹至脐部反推30～50次。

寒湿凝滞型痛经

此种类型的痛经多是由于月经前后、经期或产后感受寒邪引起，表现为月经前或经期下腹坠痛，遇冷加重，遇热减轻，按压局部会感觉到疼痛加重，月经血色发黯或有血块。

【食疗方法】多吃一些温经散寒的食品，如羊肉、狗肉、栗子、荔枝、红糖、生姜、小茴香等。推荐大家服用姜枣红糖水，可温经散寒、化瘀止痛。

具体做法：红糖60克，大枣10枚，生姜6克，加适量水煎服。月经前每天一次，连服3~5天。或者取山楂肉15克，桂枝5克，红糖30克，将山楂肉、桂枝装入煲内，加清水2碗，用小火煎至大约1碗的量时，加红糖，调匀，煮沸即可。

【生活起居】注意保暖，随气候变化加减衣物，避免受凉、淋雨，少吃生冷、冰冻食物，否则易导致经血运行不畅，造成胞宫收缩增强或痉挛性收缩，引起痛经。

【热敷疗法】用精食盐、生姜末、葱白适量，炒热后用干净白布包裹，熨腹部疼痛处。适用于经期或经后小腹冷痛、有血块、腰酸背痛的患者。

气血两虚型痛经

这种类型的痛经多见于多次流产、体虚久病、营养不良及青少年女性，表现为月经期及月经后小腹、下腹隐隐作痛，遇热及按压后减轻，活动后加重，严重者甚至会影响到日常生活及工作，还伴有头晕心悸、腰酸腿软、失眠等表现。

【食疗方法】多吃一些具有补气生血的食物，如海参、鸡肉、大枣、黑豆、香菇、枸杞、桂圆肉、奶、蛋、葡萄、黄花鱼等。这里为大家推荐的羊肉桂圆汤，月经前连服5~7天，有很好的养血止痛功效。

具体做法：羊肉100克，桂圆10克，益母草、党参各10克。羊肉洗净，切小块；其他三味洗净，与羊肉一起炖烂，加盐调味即可，每日1次。

【运动调养】平时应多参加体育锻炼，如瑜伽、慢跑、散步等，以增强体质，也可促进血液循环，有利于经血的排出。

乳腺增生

乳腺增生是一种最常见的乳房疾病，它的发病率占乳腺疾病的首位。乳腺增生可发生于青春期后任何年龄的女性，以30~50岁的中青年妇女最为常见。主要临床特征为乳房出现肿块、乳房疼痛，经常是在月经前加重，行经后减轻。

在中医看来，导致乳腺增生的根源是体内气血失调。大家都知道，乳房上分布着相当多的经络，一旦气血不和，使气滞血瘀，经络受阻，乳房就会出现胀满疼痛，阻滞严重者便有肿块形成。所以，只有调畅气血，把被堵的经络打通，活血化瘀，乳房的肿块才会逐渐消失，乳腺增生自然会痊愈。

饮食调养，理气活血防治乳腺增生

乳腺增生与饮食行为有很密切的关系，所以，调整膳食结构和饮食习惯对缓解症状很有帮助。

◎ 改变饮食习惯，以清淡为主，坚持低脂、高纤维的饮食原则。

◎ 应多吃对乳腺有利的食物，如海带、鱼类、豆制品、酸奶、红薯、新鲜蔬菜和水果等。

◎ 适宜多服用具有疏肝理气功效的食材与药材，如玫瑰花、山楂、金橘叶、佛手等。

◎ 忌食肥甘厚味、辛辣刺激食物，戒烟酒。

◎ 忌食含雌激素的保健品或营养品，如羊胎素、蜂王浆、雪蛤等；少吃反季节蔬菜水果，如催熟的西红柿等。

这里为大家推荐两款疏肝、散结的食疗方：

原料：金橘叶(干品)30克。

做法：将金橘叶切碎，放入砂锅中，加水浸泡15分钟，然后用小火煎煮20分钟，去渣取汁即可。

功效：每日1剂，代茶饮，可疏肝理气、解郁散结，适宜肝郁气滞型乳腺增生患者饮用。

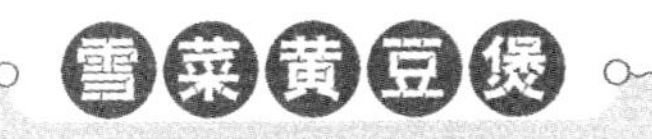

原料：雪菜100克，黄豆50克，葱末、姜末各5克，盐、米醋、味精、酱油、清汤各适量。

做法：把雪菜洗净，切成小段，黄豆用温开水泡发后，一起放入砂锅中，注入清汤，再加入葱末、姜末、盐、米醋，开火炖至汤沸菜熟，加酱油、味精调味即可。

功效：每日1次。可清热活血、消肿散结，对乳腺增生有一定的辅助治疗效果。

按摩、贴敷都是改善乳腺增生的好办法

◎ 按摩：拍胸锁部，搓肋间，揉腋窝，揉按膻中穴。

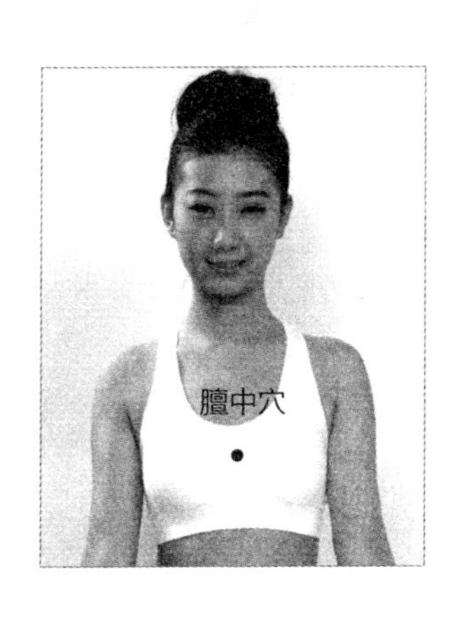

【操作方法】取坐位，用右手掌沿左臂中段向胸锁部拍打，反复来回拍打20~30分钟，用力不宜过大，以左乳轻微抖动为宜，然后用同样的方法拍打另一侧手臂及胸锁部；

用掌根从上向下搓两肋，反复搓5~10分钟；

四指并拢，分别揉两侧腋窝5~10分钟；

用食指和中指指端按顺时针方向揉膻中穴2分钟，再点按1分钟。

以上按摩方法，每天2～3次，宜长期坚持。

【功效】疏经通络，理气散结，可辅助治疗乳腺增生，有效缓解病情。

◎ 贴敷疗法：

【方药组成】乳香、没药、黄柏、蒲公英各10克，大黄15克，冰片5克。

【操作方法】上药一起研成细末，调匀后取适量药末，用蛋清调成膏状，摊在纱布上约1厘米厚，贴敷于阿是穴，用纱布覆盖，胶布固定，再用热水袋敷30分钟以增加药效，晚贴晨取，每日换药1次。

【功效】可活血化瘀，消痞散结。

不孕

近几十年来，年轻的女性结婚后难受孕（不是不孕）的情况越来越多。究其原因，与女性的饮食习惯、社会压力、精神状态等都大有关联，当然这只是外在原因。在中医看来，造成女性不孕的根本原因是气血亏虚。

女性气血亏虚难受孕

古代医学典籍中把女子不孕的原因归纳为肾虚、血虚、胞宫冷、肝气郁、脾胃寒等。因为，气血是人体中一切生命活动的物质基础，女性的经孕产乳，都是以血为本，以气为用，气血由脾脏化生，通过胞脉到达胞宫，为胞宫行经、胎孕、产育提供基本的营养物质，完成胞宫的特殊生理功能。如果女性气血虚亏，脾不调，肾阳虚，肝气不畅，血不下行，就可能出现月经量少色淡或经后淋漓日久，面色萎黄无华，少气无力，精神怠倦，头昏心悸，舌淡苔白等气血虚亏症状，这也是妇女不孕症的根源所在。所以，要想成功受孕，补气养血是根本。

合理饮食是调补气血的重要途径

补气和补血的途径主要还是通过饮食。在主食的选择上应以大米、小米、玉米面、黑豆等为主，其中黑豆可以补肝肾、益肾阴，大家一定要注意多加摄取。另外，也可以吃一些狗肉、羊肉、羊肾、猪肾、驴肉、鸽肉、牛奶等滋肝补肾的食品。蔬菜可选择韭菜、芹菜、甘蓝、苦瓜、莴笋、洋葱、木耳等，水果则包括桑葚、草莓、大枣、黑枣、桂圆肉，其他像胡桃仁、栗子、松子、榛子、黑芝麻等，都对调补气血有一定的功效，可以常吃。

原料：肉苁蓉10克，红枣5～9枚，人参15克，粳米100克。

做法：先将人参、肉苁蓉水煎取汁，再将粳米、红枣煮成粥，将熟时放入药汁，少煮即可。

功效：适用于肾阳虚亏、精血不足、月经失调而导致的不孕不育。

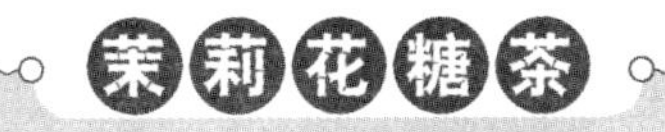

原料：茉莉花5克，白糖10克。

做法：把茉莉花、白糖放入杯中，用沸水冲泡15～30分钟即可。

功效：疏肝理气，适用于肝气郁滞导致的不孕症。

当归桃仁粥

原料：当归12克，桃仁9克，炒白术12克，粳米50克。

做法：把当归、桃仁、炒白术放入砂锅，加水煮沸后，再煎30分钟，去渣，加入粳米，一同煮粥。

功效：益气补血，活血化瘀，适用于血瘀导致的不孕症。

驱寒暖宫好孕来

子宫是女性产生月经和孕育胎宝宝的地方，也是精子通过到达输卵管和卵子结合的必经通道。如果子宫寒凉，难以生发孕育之气，势必会影响女性生殖系统和内分泌系统，导致痛经、闭经，影响精子和卵子的正常结合，使之无法形成受精卵，或者影响受精卵的着床，从而导致女性难以受孕。所以，治疗不孕，必须要注意驱寒暖宫。

这里为女性朋友介绍两个驱寒暖宫的小方法：

◎ 注意保持小腹的温暖。腹部后面就是盆腔。盆腔的血管很多，管壁很细，原本血液到这里就要减速，如果再受凉，血有“遇寒则凝”的特点，盆腔瘀血就可能形成。所以不要穿露脐装或低腰裤，上班的女性要注意千万不能趴在办公桌上午休，以避免被寒邪所伤；也不要坐在有寒气的地方，如地面、石面上。

◎ 足部药浴暖宫效果好。

【药方】巴戟天、菟丝子、肉桂、芡实各10克。

【做法】上药水煎煮40分钟，去渣留汁，待温度适宜后浴足。每日1次，每次30分钟，10天为1个疗程。

【功效】温肾暖阳，调补冲任，对妇女胞宫寒冷不孕有效。

子宫脱垂

子宫是女性的一个重要器官，也是孕育后代的地方，所以子宫的健康非常重要。正常子宫是前倾前屈的，子宫底位于肚脐下约二横指宽的位置，一旦子宫从正常位置沿阴道下移甚至子宫全部脱出于阴道口，那就是子宫脱垂了。

为什么会出现子宫脱垂呢？中医认为，子宫脱垂是中气下陷的表现，中气即使指脾气。当脾气不足或中气下陷时，无法托系子宫，就会出现小腹下坠、子宫下移（即脱垂）等症，患者多伴有四肢无力，精神疲倦，小便频数等症状。所以在子宫脱垂的治疗上，健脾益气是关键。

饮食调养，温脾益气治脱垂

子宫脱垂的患者应多吃些健脾益气的食材与药材，比如山药、大枣、糯米、鸡肉、栗子、党参、白术等，我的建议是常喝山药大枣粥。

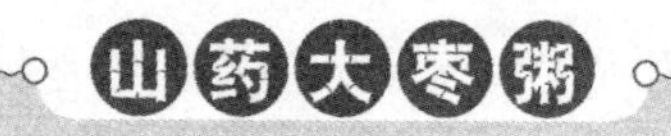

原料：大枣50克，鲜山药200克，粳米100克。

做法：山药去皮、洗净、切块；大枣、粳米分别洗净，与山药一起放入锅中熬煮成粥即可。

缓解子宫脱垂的外治法

中医在治疗子宫脱垂时，还常建议患者采用运动、按摩、艾灸等方法，临床效果也不错，这里给大家推荐最简单的一种方法。

提肛抬臀

俯卧于床上，双手屈肘于头部两侧，两腿自然分开跪在床上，用膝盖支撑，大腿与床垂直；然后仰卧于床上，双手托住腰部，将臀部垫高，使子宫尽快复位。每日早、晚各练1次，每次5~20分钟，可益气升提、补肾固脱。

NO. 4

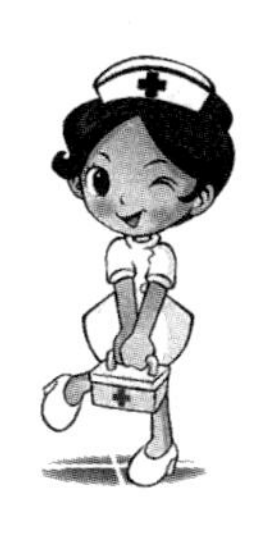

女人特殊时期的气血调养法

中医认为，男子以精为本，女子以血为源。气血与女性的关系非常密切，而女性由于特殊的生理特点，在一生中有四个重要的调节气血的时期：月经期、妊娠期、产后期、更年期，这四个时期也最容易出现气血问题，从而滋生各种病证。因此，女性在调养气血时，必须在这些特殊时期重点调养，这样才能起到事半功倍的效果。

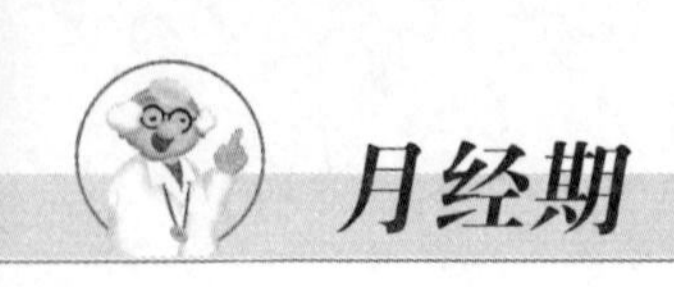

月经期

月经是女性特有的生理现象，一般每次月经持续3~7天，称为月经期。经期女性由于气血虚耗严重，很容易出现气血不足的现象。尤其是还处于青春期的少女，由于身体发育还不够完善，更容易引起气血不足，出现月经不调。另外，职业女性由于工作压力大，生活方式不健康等，也会引起月经不调。这就要求女性朋友们要特别注意经期的气血调养。

全面、有针对性地摄取营养

女性在月经期间，营养的摄取一定要全面、均衡，蛋白质、脂肪、糖类、维生素、矿物质等一样都不能少。但是也不能由着性子吃，最好有一定的针对性。

宜食	忌食
1. 适当补充具有补血、补铁功效的食物，如动物肝脏、瘦肉、大枣、桂圆、胡萝卜、菠菜、蛋类及豆制品等。铁是人体合成血红蛋白的重要元素，女性从月经第一次光顾开始，就要每月额外损失18~21毫克铁，所以女性要比男性多补充铁，以免造成铁缺乏与贫血 2. 多吃富含维生素C的食物，如菠菜、西蓝花、西红柿、青椒、猕猴桃、柑橘等，因为维生素C能促进非血红素铁的吸收 3. 多吃性质温热的食物，可以让子宫温暖，有助于经血排除干净 4. 在经期要多喝温开水，每日至少达到1500~1800毫升	1. 生冷寒凉的食物，如各种冷饮及西瓜、香蕉、梨等性质寒凉水果，以免造成行经不畅，引起痛经 2. 酸性食物，如醋、山楂、草莓、酸枣、杨梅等，因为酸能收敛，容易使经血涩滞，不利于经血的畅行和排出 3. 汽水等饮料，大多含有磷酸盐，它会与体内的铁元素发生化学反应，阻碍铁的吸收，导致或加重经期贫血 4. 辛辣刺激性食物，如辣椒、酒、咖啡等，否则会导致经血量增多 5. 绿茶，其中含有大量鞣酸，会阻碍人体对铁的吸收

补气养血一点通

食物中的铁怎么补

食物中的铁分为两种：一种为血红素铁，主要存在于动物性食品中；另一种为非血红素铁，主要存在于植物性食品中。其中，血红素铁更容易被人体吸收，所以补铁应该以动物性食物为主，如动物肝脏、动物血、牛肉、鱼类等。

经期生活起居这样做

月经正常对女性来说至关重要，所以，女性经期在生活起居上也要特别注意。

注意经期卫生、防止感染

女性在经期一定要注意卫生，每天用温水清洁外生殖器。洗澡最好是用淋浴，不宜坐浴或盆浴，因为月经期子宫颈口微开，坐浴和盆浴很容易使污水进入子宫腔内腔导致炎症。经期所使用的卫生巾要柔软、清洁、勤换，以免滋生细菌。

注意保暖

经期女性要注意保暖，特别是腰腹部不能受寒，像游泳、冷水浴、下水田等这些容易受寒的行为都应避免，因为月经期间如果受到突然和过强的冷刺激，可能会引起经血过少或痛经。

避免过劳

经期应注意适当休息和保持充足的睡眠，尽量不要熬夜，否则气血消耗会更为严重。避免重体力劳动，因为过度疲劳可使盆腔过度充血，引起月经过多、经期延长及腹痛、腰酸等。

保持精神愉快，避免情绪过激

女性经期由于身体内部激素的变化和经期的种种不适，常常会使情绪变得很低落，一点儿不顺心的小事都会大发雷霆。然而，情绪过度波动、紧张，会引起中枢神经系统与下丘脑垂体的功能失调，促使性腺激素的分泌受到影响而引起月经不调。因此，女性在经期要学会控制自己的情绪，以免给自己和身边的人带来伤害。

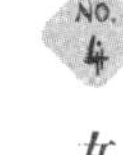

适度运动

为了让经血顺利排出，女性在经期要坚持适度运动，千万不要因为身上不舒服就总是躺着或坐着。但是，也不能做剧烈运动。

◎ 经期第1~第3天：以较为轻柔、舒缓、放松、拉伸的运动为主，通过这些轻运动帮助身体血液顺利流通、缓解压力。运动期间，一定要避免对腹腔施压、避免将腿抬得过高，否则会引起月经过多或经期延长。如果感到疲劳或发现出血量突增或暴减，应立即停止运动。

◎ 经期第4~第5天：可进行快走、慢跑等有氧运动，但要避免一些球类及负重较大的运动。

经期不能同房

月经期因子宫腔内膜剥落，表面形成创伤面，而且子宫口也呈微张状态，再者由于经血的排出，阴道内的酸性环境被冲淡，阴道的自洁能力减弱，这时同房容易将细菌引入，使其逆行而上，进入子宫腔内，引起子宫内的感染或附件发炎。此外，还应该注意，经期使用安全套也不能同房，因为避孕套只能避孕，并不能防止细菌进入女性身体，所以，经期同房对女性健康是不利的。

经期不宜节食减肥

女性在月经期间会消耗大量气血，如果再盲目节食，会导致气血失衡。人一旦处于饥饿状态，大量脂肪会涌入血液，血液中的脂肪酸浓度会显著增高，月经一结束，运行不畅的气血会扰乱激素分泌水平。所以经期是不适合靠节食来减肥的。

补气养血一点通

应付痛经的方法

当痛经发作难耐时，可以用热水袋来热敷；喝上一杯姜糖水也是不错的缓解方法。做些轻松运动或柔软操，不但能放松筋骨与心情，也能转移对痛经的注意力，让疼痛与情绪波动降至最低。

经期不宜拔牙

月经期间，身体的凝血能力降低，止血时间延长，如果此时拔牙，不仅拔牙时出血量增多，拔牙后嘴里也会长时间留有血腥味，而且还会影响食欲，容易导致经期营养不良，使气血亏虚。所以，不能在经期拔牙。

经期常见反应的对症处理

常见反应类型	症状表现	调理方法
压力过大型	经前情绪不稳定，甚至焦虑不安，容易发脾气；经常排气和打嗝，会长痘痘；食欲时好时坏；经前会腹胀或腹痛，月经一来即消失；经血颜色正常，经期4~5天，常提前或延后	学会控制情绪，作息要规律，经期可听音乐或多吃些橙子等具有舒缓作用的水果，平常可在室内放些绿色植物，起床后做些简单的伸展操，也可以散散步
贫血型	头晕，乏力，皮肤干燥，健忘、精神不集中；经期腹部不舒服，腰酸背痛；经血为稀薄的粉红色或浅红色，经期很短；月经周期常延长至40天以上	保证充足睡眠，避免用眼或用脑过度；多吃补血食物，建议喝大枣茶、枸杞茶，也可选用当归和龙眼补血
虚弱型	经前下肢浮肿，腰酸背痛，食欲差，易疲劳、感冒或腹泻；经期无疼痛，经血浅红色，血量时多时少，经期较短，若伴有贫血，则经期还会推迟	三餐饮食规律，细嚼慢咽，多吃易消化、营养均衡的食物，可喝点杜仲茶和高丽参茶，或用莲子、黄芪来进补；忌剧烈运动，晚餐后可散散步
血运不畅型	经期前腹胀，下腹部突出，经期会便秘；经血颜色黯红，质感黏稠，甚至还会有像猪肝样的血块；经血量一般第1天比较少，但是第2天与第3天起突然变多；经期较长，一般在7天以上	忌久坐，应多活动，促进盆腔的血液循环，避免受寒；多吃黑色、红色、紫色食物，少吃寒性食物，蔬菜最好都是经过加热处理；可以喝些玫瑰花、红花、山楂茶来使气血调和
畏寒怕冷型	经期腹部感觉寒冷，痛经严重，遇凉更加明显，抱个暖水袋或者采取一些其他保暖方法会觉得舒服一点；经期常推迟，且会持续7天以上，经血黯红色，并夹杂血块	平时吃温性食物，可喝姜茶或肉桂茶；经期注意保暖，下半身避免受凉，否则痛经会更严重

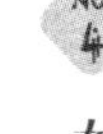

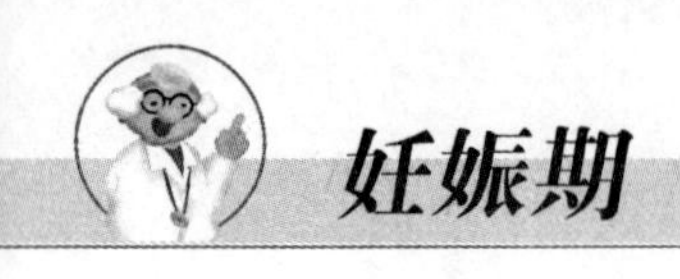

怀孕后，因为供养胎儿的营养需要，所以女性对气血的需求更多，气血充足、通畅，不仅影响到胎儿的正常发育，也关系到出生后婴幼儿的体质和智力，以及孕妇自身的健康与恢复。因此，这一时期调养好气血，对保证优孕、优生、优育都十分重要。

孕早期养胎气（0～12周）

孕早期是胎儿神经管及主要器官发育的关键时期，而且，孕妇也容易发生一些早孕反应，如恶心、呕吐、挑食、偏食或厌食、进食量减少、嗜酸厌油等，会影响营养的摄入，造成气血亏虚。所以，这一阶段的气血调养对孕妈妈和胎宝宝来说非常重要。

孕早期的饮食安排

◎ 饮食宜清淡、适口、易消化，如起床前吃些面包、馒头、饼干等，可以缓解晨起和饭后的妊娠反应。

◎ 宜清热滋补而不宜温补，否则会导致胎热、胎动，容易流产。

◎ 均衡饮食，少食多餐，想吃就吃，呕吐后仍要吃些易消化的食物，以保证摄入足够的营养。

◎ 在已吃碘盐的情况下，每周至少吃一次海产品，以防止碘含量不足。

◎ 多摄入富含铁的食物，如动物血、肝脏、瘦肉；或在医生指导下服用铁剂，同时多摄入富含维生素C的果蔬，以促进铁的吸收和利用。

补气养血一点通

孕期哪些食物应该少吃或不吃

熏烤及油炸食品，冷饮，生鱼寿司、生牡蛎等生海鲜，发芽或久贮的土豆，花椒、八角、茴香、桂皮、五香粉等香料调味品，这些食物都会影响胎儿的发育及母体的健康，所以，为了孕育一个健康宝宝，孕妇在孕早期最好少吃或不吃这些食物。

孕早期推荐膳食

鱼片白萝卜粥

原料：鲤鱼肉、白萝卜、大米各100克，生姜10克，盐、葱花、香菜段、胡椒粉各适量。

做法：将鲤鱼去鳞及大刺，洗净，切成薄片，待用；白萝卜、生姜分别洗净，切薄片；大米粥煮至半熟时，放入白萝卜、生姜，粥熟后放入鲤鱼片，煮沸调味即可。

功效：白萝卜下气、消食，对促进消化和养胃都有好处；生姜益脾胃，善于温中、降逆、止呕。这二者与鲤鱼搭配，对改善妊娠呕吐症状有帮助。

孕早期其他注意事项

◎ 调养情志，保持心情愉快，有利于气血调畅，对孕妈妈和胎儿都有好处。

◎ 睡眠要充足，切忌熬夜，以免耗伤气血。

◎ 孕早期应进行适当的运动，比如散步，对调畅气血有益。

孕中期养胎气（13～28周）

孕中期，胎儿逐渐趋于稳定，准妈妈也逐渐适应了怀孕的生活状态。当然，随着胎宝宝的逐渐长大，会需要妈妈更多的气血，所以，此时的准妈妈更要注意补气养血，以满足胎儿的需要。

孕中期的饮食安排

◎ 在饮食方面要多样化，营养丰富，多吃蔬果来通肠利便。

◎ 增加每日的餐次，但每次的食量要适度，以免餐后饱胀，引起胃部不适。

◎ 多吃养阴补血的食物，如苋菜、芥兰、菠菜、芝麻、银耳、椰肉以及豆类食物。

◎ 每周进食1次海产品，以补充碘、锌等微量元素。

◎ 每周进食1次动物肝脏、动物血（共50克），以补充维生素A和铁。

孕中期推荐膳食

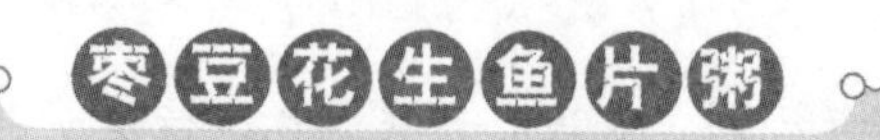

原料：鲤鱼肉100克，花生、红豆各50克，大枣10枚，盐、姜片、葱花、香菜段、胡椒粉各适量。

做法：将鲤鱼去鳞及大刺，洗净，切成薄片，待用；大枣洗净；红豆、花生洗净后，用清水泡软，与大枣、大米一起煮粥，熟烂后放入鱼肉片，稍沸调味即可。

功效：大枣补气养血；红豆健脾利水，补血；花生补血止血。这三者与鲤鱼搭配煮粥喝，对防治孕期贫血有帮助。

猪腰杞子汤

原料：猪肾200克，鱼肚20克，枸杞子25克，盐、植物油各适量。

做法：将猪肾、鱼肚和枸杞子分别洗净，取清水5碗，把三种材料一起放入煲内，煲约2小时，加油、盐调味便可。

功效：具有养颜色、益血气的作用。

孕中期其他注意事项

孕中期，胎儿进入快速生长时期，此时准妈妈要注意调养身心以助胎气。

◎ 日常动作要轻缓，可适当参加体育锻炼，如散步、游泳等，可增强体力和造血功能。

◎ 尽量心平气和，避免情绪过激，平时也不要过度劳累，以免伤气。

◎ 应多晒太阳补充阳气，避免受寒。

孕晚期利生产（29～40周）

怀孕晚期，多数孕妇会脾气不足，不能运化水液，出现水肿；而且阴虚血热，胎热不安，也容易出现早产。因此需要补气健脾，滋补肝肾以利生产。

孕晚期的饮食安排

◎ 食物种类要丰富，一日以4~5餐为宜，尽量做到粗细、干稀、荤素搭配，但每次的食量要适度，以免餐后饱胀，引起胃部不适。

◎ 多吃补血食物，可每周进食动物肝脏1次，动物血1次。

◎ 保证优质蛋白质的摄入，牛奶、鸡蛋、瘦肉、鱼虾、豆制品等优质蛋白都要保证适量供应。

◎ 多食用高钙食物，如每日饮奶至少250毫升，同时补充钙300毫克，或饮用500毫升低脂牛奶，以满足钙的需要。

孕晚期推荐膳食

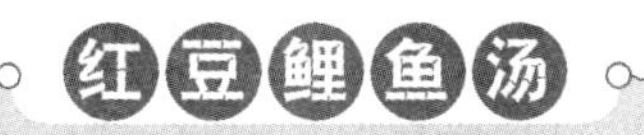

原料：红豆100克，净鲤鱼1条，姜片、蒜瓣、陈皮、盐各适量。

做法：红豆、陈皮分别洗净，泡软；净鲤鱼用中小火煎至两面微黄，加水、红豆、姜片、蒜瓣、陈皮，大火煮沸后，转小火煲1小时，调味即可。

功效：健脾健胃，利尿消肿。非常适宜孕晚期水肿、步履艰难的准妈妈食用。

孕晚期其他注意事项

◎ 保持愉快的心情，不要把自己闷在家里，经常出去走走，和别人聊聊天，做一些自己喜欢的事情，始终保持平静而积极的心态。

◎ 保证有充足睡眠，并做到起居有时、娱乐有度、劳逸结合。

◎ 坚持适当运动，为顺利生产做好准备。

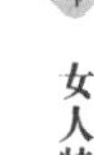

产后期

孩子出生后，随之而来的就是“坐月子”的开始，这时产妇体内的热性会逐渐退去，并开始处于“虚”的状态。产妇若在偏热体质还没消退时就一味大补气血，容易加重原有不适症状，这也是为什么许多产妇进补后出现问题的时间多集中在产后一周或前半个月的缘故。这时只有正确调和气血才能及时调养体质，促进体力的恢复、脏腑气血的复元，避免出现气虚、血虚、肥胖、缺乳等诸多隐患。

合理安排膳食，产妇气血不亏

在产后，合理的膳食安排和调养，对补充产妇损失的气血非常重要，以下几个原则需遵循：

◎ 产后初期的饮食以清淡、稀薄为宜。所谓清淡，并非指完全不放盐等调味料，而是视产妇身体状况而定。比如，产妇若有水肿现象，便应减少盐及酱油的摄取量。至于葱、姜、蒜、辣椒等辛辣食品，若摄取得宜，则有利于血液循环，可将生产时残留在体内的瘀血排出，同时又能增进食欲。

◎ 产后膳食要松软、可口，容易消化吸收，最好少量多餐，多进食半流质食物，如米粥、肉末粥、碎菜粥、面片汤、蒸蛋羹等，以减轻肠胃负担，同时也有利于营养的吸收，有助于气血的生成。

◎ 多食用富含蛋白质和铁的食物，如瘦肉、鱼类、鸡蛋等，以补充分娩过程中损失的气血。但要注意，鸡蛋虽含有很高的蛋白质，但每日进食鸡蛋的量不要多于6个，以免增加肾脏负担。

◎ 每天吃500克以上深色蔬菜和水果，如绿叶蔬菜、胡萝卜、南瓜、西红柿等，以保证维生素、矿物质和膳食纤维等营养素的摄入。

◎ 补充水分。产妇在分娩过程中，流失大量水分和血液，利用薄粥、鲜美的汤汁，给予产妇充分的营养与水分，不仅可以促进母体的康复，还能增加乳汁的分泌量，同时可以帮助产妇排除身体中的毒素。

◎ 忌食辛辣、生冷、肥腻、坚硬的食物，以免引起不适。

各种产后问题的气血调养法

血虚

由于分娩过程中失血，有的产妇可能会出现血虚的症状，表现为睡不好觉、心悸、头晕眼花。这时宜采用补血、养血、生血之法，补血的药物有当归、阿胶、熟地、桑葚等，食品有乌骨鸡、黑芝麻、桂圆肉、鸡肉、猪血、猪肝、红糖、红豆等。

补血的药物和食物可交替选用，或者搭配起来做成药膳，补血效果也很好，这里给大家推荐一个补气血的食疗方——归芪蒸鸡。

归芪蒸鸡

原料：当归20克，炙黄芪100克，鸡1只，葱、姜、味精、料酒、食盐、胡椒面各适量。

做法：将鸡洗净，用开水氽透，捞出用凉水冲洗干净，沥净水分；当归洗净，切块；姜、葱洗净，姜切大片，葱切长段。将当归、炙黄芪装入鸡腹内，然后放入盆内（腹部向上），摆上葱、生姜，加入清汤、食盐、料酒、胡椒面，盖好，用湿棉纸将盆口封严，上笼蒸约2小时取出，揭去棉纸，拣出姜、葱，加味精调味即成。

功效：补益气血，适用于血虚导致的各种病证。

气虚

有些女性在产后会感觉头晕、神疲乏力、不想说话等，这是气虚的症状。此时就应以补气为主，补气的药物可选用人参、黄芪、党参等，食品选用牛肉、鸡肉、猪肉、糯米、大豆、白扁豆、大枣、鲫鱼、鲤鱼等。注意忌食山楂、佛手柑、紫苏叶、薄荷、荷叶等。

◎ 如果气虚的症状较轻，可以用10～30克党参煎水服用，或将党参、大枣一

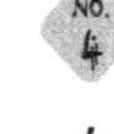

起炖鸡吃，效果也不错。

◎ 如果感觉气虚比较严重，可单用人参10克煎水服用。

◎ 如果女性产后气虚，并伴随有出汗的症状，可以用党参10～30克，炙黄芪10～20克，一起煎水服用。

另外，这里给大家推荐一款补气食疗方——桂圆童子鸡。

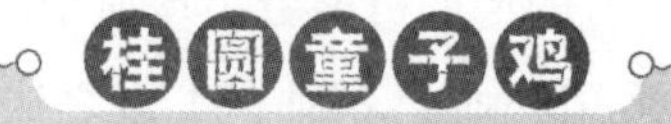

原料：童子鸡（约1000克）1只，桂圆肉30克，葱、姜、料酒、盐各适量。

做法：把鸡去内脏，洗净，放入沸水中汆一下，捞出，放入大碗中，再加桂圆、料酒、葱、姜、盐和清水，上笼蒸1小时左右，取出葱、姜即可。

功效：可以补气血，安心神。

气血两虚

如果产妇表现出气血两虚的症状，比如少气懒言、神疲乏力、自汗、眩晕、心悸失眠、面色淡白或萎黄等，进补就应该采用益气生血、气血并补之法。这里给大家推荐的是清炖乌鸡汤。

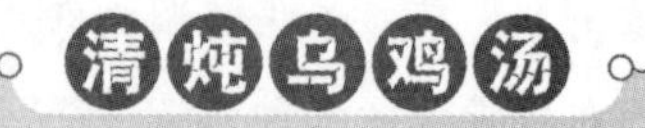

原料：乌鸡1只，红菇、盐、酱酒各适量。

做法：将乌鸡和红菇洗净，放入炖锅，倒入煮沸的开水，小火慢炖2小时左右，以肉嫩能插入筷子为宜。食用时放入少许盐、酱油调味。

功效：可以调经活血，产妇体虚者食之则可补气养血。

瘀血

有一些女性产后会感到腹痛，这可能是因为分娩时子宫的脉络被损伤，导致脉络瘀阻不通，旧血停留，经气郁滞，从而出现腹痛、腹硬满、恶露不尽等瘀血停滞的症状。建议这类患者经常按摩腹部，可以促进血脉流通；也可以采用山楂、红糖、桃仁、黄酒、玫瑰花、三七、红花、川芎等进行食疗，比如下面这道红花鸡汤，疗效就很好。

红花鸡汤

原料：红花3克，母鸡1只，当归15克，盐适量。

做法：红花、当归洗净备用；母鸡清理干净，用沸水汆烫，去血水，捞出备用；锅中加适量水，放入除盐之外的所有材料，大火煮沸，转小火慢煲2小时，最后加盐调味即可。

功效：红花是祛瘀止痛、活血痛经的良药，搭配养血活血的当归，可辅助治疗产后瘀血作痛、闭经。

产后缺乳

现在很多新妈妈都存在产后缺乳的现象，《妇人大全良方》中说：“妇人乳汁不行，皆由气血虚弱，经络不调所致。”这句话就道出了产后缺乳的两个主要原因，一是气血虚弱，二是肝气郁滞。如果是气血亏虚导致的，就要补气养血。如果是肝气郁滞所致，就要疏肝理气，可用按摩膻中穴，或推按两肋的肝经，亦可用玫瑰花、橘叶、陈皮、王不留行、甲珠、佛手等做成药膳。

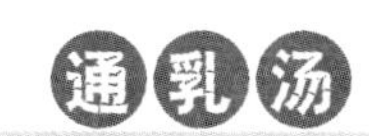

原料：花生、黄豆各60克，猪蹄2只，橘叶、甲珠各10克，王不留行20克，葱、姜各适量。

做法：将花生、黄豆分别洗净，浸泡5~7小时；猪蹄2只收拾干净，斩块，焯水，与其他原料一起放入锅中，大火煮沸后撇去浮沫，用小火炖煮至猪蹄熟烂即可。

功效：橘叶可疏肝理气，甲珠、王不留行可活血通经、下乳，三者搭配煲汤喝，可治疗肝郁气滞所致的乳汁不通。

更年期

更年期被称为女人的多事之秋。在这个阶段，一些女性出现的生理和心理方面的特殊状况，不仅让家里人觉得不好琢磨，甚至自己也觉得是“面目可憎，不可理喻”，于是有越来越多的女性在更年期尚未来临就开始惴惴不安。更年期是女性一生的重要转折点，是人体衰老过程中生理变化非常明显的阶段，所以，认识和了解更年期的心理和生理变化特点，更好地养生保健，维持和恢复身体健康，顺利地度过这一时期，对每一个女性来讲都是十分重要的。

更年期女性是生理机能从成熟到衰退乃至丧失的一个过渡时期，而且可能会持续很长一段时间。女性的生理表现是月经将绝未绝直至绝经，生育能力和性生活能力下降。由于肾气渐衰，阴阳气血失调，会出现头晕目眩、头痛耳鸣、心悸失眠、烦躁易怒、月经紊乱、烘热汗出等各种症状。

对女性来说，月经是有生殖功能的一个表现。同时，它也是气血运行情况的反应之一，女性在月经前乳房会发胀，情绪会出现一些波动，这属于正常的体内气机变化，而且每个月都有经血排出这样一个过程，等于是把身体里的一些瘀血通过定期的月经排泄出去，所以对女性来说是一个特别好的自我保护机制。但是月经结束之后，这个自我保护机制就没有了，就会出现一些莫名其妙的情绪变化，比如头疼或者哭闹，这些都是气机不畅所导致的。同时，这个时候没有定期的经血排出，体内的瘀血得不到排除，就会伴随睡眠问题，或者这儿疼那儿疼的症状都出来了，这些都跟瘀血得不到清除有关。所以，要想过好更年期，在月经快要出现紊乱的时候，或是快到更年期这个年龄，就要开始调理自己的气血，把气血调顺了，那么就会很平稳地度过这一时期了。

女性要想顺利度过更年期，需要从以下三个方面注意养生。

保持情绪稳定乐观，有利气血通畅

更年期的女性最容易出现心理上的问题，如惊恐、忧虑、抑郁、烦躁易怒等，不仅自己难受，也给家人和朋友造成了困扰。因此，处于更年期的女性要正确认识这一生理现象。更年期是一个正常的生理变化过程，可持续几个月甚至几年，出现一些症状是不可避免的，所以不必过分焦虑，要解除思想负担，保持豁达、乐观的情绪。可以通过跳舞、养花、旅游等活动来充实生活，多听一些舒缓、柔和或轻快的音乐来放松身心，避免大喜、大悲、大怒。过度的情志变化可以影响脏腑功能和气血的运行，造成病理改变，促使人体的衰老疲惫。心态平和了气血才能调畅，脏腑功能才会协调，各种不适症状自然就会缓解。

饮食调养，健脾补肾养气血

更年期女性的脏腑功能已经开始走下坡路了，尤其是脾肾功能下降，很容易造成气血亏虚，所以，这一阶段的女性一定要在饮食上多加注意。

◎ 注意控制食量，以清淡为主，少吃盐（以普通盐量减半为宜），避免吃肥甘厚味、辛辣刺激性食物。

◎ 多吃富含B族维生素的食物，如小米、燕麦、黑米、豆类、瘦肉、绿叶菜和水果等，对调节神经有帮助。

◎ 可适量多吃鱼虾贝类，尤其是富含ω-3脂肪酸的海鱼类，有抗精神抑郁症、减轻胰岛素抵抗的作用。

◎ 多食用一些具有养心安神作用的食物，如小麦、大枣、莲子、百合、酸枣仁等。

◎ 补肾食物可多吃，如黑豆、大豆、黑木耳、黑芝麻、核桃、枸杞、桑葚等。

◎ 失眠患者可多吃富含色氨酸的食物，如花豆、南瓜子、奶制品、大豆及豆制品、黑米、海米、芝麻等。

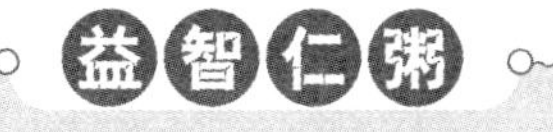

原料：益智仁5克，糯米50克，盐少许。

做法：将益智仁研为细末，先用糯米煮粥，然后放入益智仁末，加细盐少许，稍煮片刻，待粥变稠时停火。

功效：温脾暖肾，增强脾肾功能。

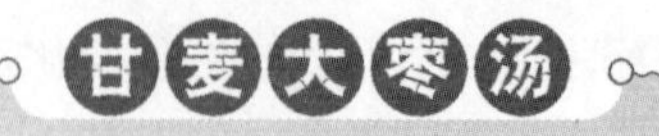

原料：小麦50克，甘草15克，大枣10枚。

做法：将三者分别洗净，大枣掰开，然后一起放入锅中，加水煎煮20分钟，滤渣取汁即可。

功效：益气养血，有效缓解抑郁、心中烦乱、情绪不稳定、睡眠不安等更年期症状。

规律生活，适当运动，促进气血运行

更年期女性的生活应有规律，注意劳逸结合，保证充足的睡眠，但不宜过多卧床休息。身体尚好时应主动从事力所能及的工作和家务，或多进行一些散步、太极拳、健身气功等运动量不大的体育活动。这些运动都能够调理女性的气血，有助于气血运行，气血通畅了，更年期的各种症状自然也就减轻了，美丽也就回来了。另外，大家平常也可以试着做一下下面的这些动作，对调畅气血有帮助。

◎ 端坐，两臂自然下垂，调匀呼吸，然后双手握拳，吸气时放松，呼气时紧握，可连续做6次。随呼吸而用力，对于调气息及血液循环有一定的好处。而且用力握拳，可以起到按摩掌心劳宫穴的作用，具有养心的功效。

◎ 端坐，将左手按在右腕上，两手同时举过头顶，调匀呼吸。呼气时，双手用力上举，吸气时放松。做10～15次后，左右手交换，将右手按在左腕上，再做一遍。可行气活血。

◎ 端坐，双手十指交叉相握，右腿屈膝，撑在两只手掌中，手脚稍稍用力相争，然后放松，换左腿，交替做10次左右。可以宽胸理气，也有活动四肢筋骨的作用。

补气养血一点通

肝气郁滞的更年期女性可用填脐法

取木香、橘皮、甘草、远志、乌药、砂仁各8克，一起研磨成细粉末，每次取适量药末，用醋调成膏状，填入肚脐内，外用纱布固封即可。可行气止痛，适用于肝郁气滞型更年期女性。

NO.5

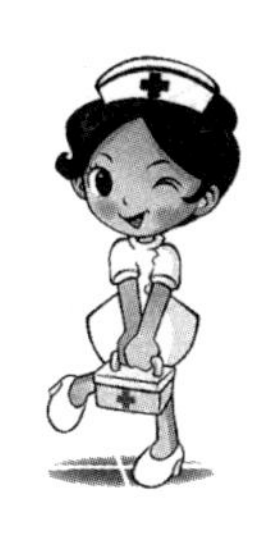

调补气血、滋养五脏，女人才更美

五脏六腑是人体的根本，共同承担着营养的消化、吸收、运输，以及“垃圾”的排放。可以说，一个女人身体是否健康，容颜是否美丽，与五脏六腑的功能密切相关。而五脏六腑又需要气血的滋养，气血充盈，五脏恒通，女人健康美丽不生病；气血亏虚，五脏功能出现问题，疾病和衰老就会不请自来。所以，要想健康美丽，首先应调补气血，增强脏腑功能。

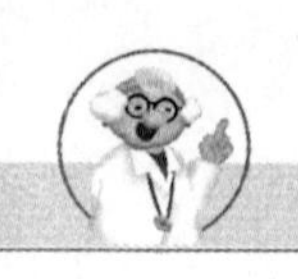

调养脏腑需选对时间

调养五脏六腑除了要用对方法，还要选对时间。中医认为，人体在一昼夜中会出现阴阳消长、盛衰的变化，只有遵循这些变化规律来养生，才能健康长寿。于是，就把十二时辰分别与人体的五脏六腑及经络联系起来，每一个时辰（2个小时）对应一个脏腑，在这个时间段里来调养相应的脏腑，才能符合气血盛衰和经络运行的规律，达到调养的最佳效果。下面我们就来看一看五脏六腑在什么时间段调养最好。

五脏六腑调养最佳时间表

五脏六腑	调养最佳时间	调养原则
大肠	卯时：5:00 ~ 7:00	是排便的最佳时机，早上起来可空腹喝一杯温水，以帮助排毒通便。还可按摩大肠经或活动一下四肢筋骨，叩齿、摩面、打太极拳都可以做
胃	辰时：7:00 ~ 9:00	身体需要补充能量，早餐必须要吃，且一定要吃得丰富，如果不吃早饭，气血无化生之源，就会亏虚。要保持心情愉快，因为紧张、焦虑等不良情绪会对胃造成刺激
脾	巳时：9:00 ~ 11:00	注意劳逸结合，避免过度疲劳，耗伤气血。可进行腹部按摩，同时尽量让脑部放松，可以听轻柔的音乐来缓解紧张和压力
心脏	午时：11:00 ~ 13:00	要吃好午饭以补充气血，还要睡午觉，没条件的也要闭目养神一会儿，会更有利于心脏的健康
小肠	未时：13:00 ~ 15:00	可以吃些食物补充营养，也可以做些简单的运动，如踢腿，可以刺激小肠气血运行，增强小肠功能
膀胱	申时：15:00 ~ 17:00	注意适当休息，或者按摩膀胱经，还要注意多喝水，或者喝一些有助于排毒的茶饮，有助于帮助膀胱通过尿液来排毒
肾脏	酉时：17:00 ~ 19:00	晚饭宜吃少、清淡，可以吃些黑木耳、海带，具有补肾和排毒双重功效。适当的锻炼可以加快肾脏排毒，如慢跑、快走、扭腰等都是比较适合的运动
三焦	亥时：21:00 ~ 23:00	三焦通百脉，所以此时人应该准备睡眠，睡前要静心养气，最好用热水泡泡脚，既能疏通经络，又能促进睡眠
胆	子时：23：00~01：00	保证优质睡眠，才能让胆、肝、肺获得充足的气血
肝	丑时：01：00~03：00	
肺	寅时：03：00~05：00	

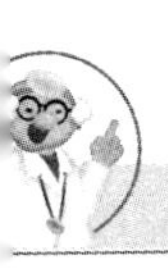

养心——女人才能形神兼备

《黄帝内经·素问》中说，心为“君主之官”。君主，是一个国家的最高统治者，所以，相应的，心也就是人体生命活动的主宰，在五脏中居于首要地位，对脏腑功能活动起着主宰的作用。

心脏的统领作用在于它对血液循环的控制。中医认为，心脏依赖于心气、心阳的推动和温煦作用，以及心血、心阴的营养和滋润作用，才能维持正常的功能，保证血液的正常运行。如果心的气、血、阴、阳不足或失调，就会影响心脏的正常搏动而使得人体血液运行异常，这样一来，则其他脏腑的生理活动也会出现紊乱而产生各种疾病；四肢百骸、皮肤毛发得不到很好的滋养，健康美丽都将不复存在。所以说，只有调养好心脏，才能让女人形神兼备，由内而外地健康又美丽。

吃对食物，给心脏补足气血

心脏需要特别的呵护，饮食调养就是其中重要的一环。建议大家日常饮食要注意营养均衡，不要偏食挑食；饮食不要过于肥甘、精细，晚餐不要过迟，要低盐、低脂肪、少油，以免加重心脏负担；还要注意戒烟限酒。

有益心脏的推荐食物

推荐食物种类	常见食物	养心功效
红色食物	红豆、大枣、花生、红米、芡实、花豆、椰枣、沙枣、酸枣、红腰豆、枸杞子、山楂、草莓、樱桃、西瓜、西红柿、牛肉、羊肉等	中医认为，红色入心，具有补血、活血、生血及补阳的作用，对缺铁性贫血和缓解疲劳有帮助
苦味食物	苦瓜、芹菜、莴笋叶、苦荞麦、杏仁等	中医认为，苦入心，是心火的天敌，可起到清心火、祛暑热的作用
养心安神的食物	龙眼、莲子、百合、小麦、小米、牛奶等	养心安神，镇静安眠，舒缓情绪，对缓解心悸、失眠、烦躁等症状有帮助

养心推荐食谱

小米红豆粥

原料：红豆50克，小米100克。

做法：红豆洗净，浸泡4小时，放入锅中煮至豆软，再放入洗净的小米，继续熬煮至米、豆熟烂即可。

功效：养心补血，安心宁神，对改善神经衰弱有帮助。

枣仁莲子粥

原料：酸枣仁10克，莲子、枸杞子各20克，大米100克。

做法：把原料分别洗净，一起放入锅中，加水共同煮成粥即可。

功效：滋养心血，安神助眠，可改善心神不安、失眠、焦虑等症状。

常练“呵”字功补心气

“呵”字功是六字诀养气功之一，与人体五脏中的心脏相对应，常练此功，可补养心气，治疗心悸、心绞痛、失眠、健忘、盗汗、口舌糜烂等心经疾病。

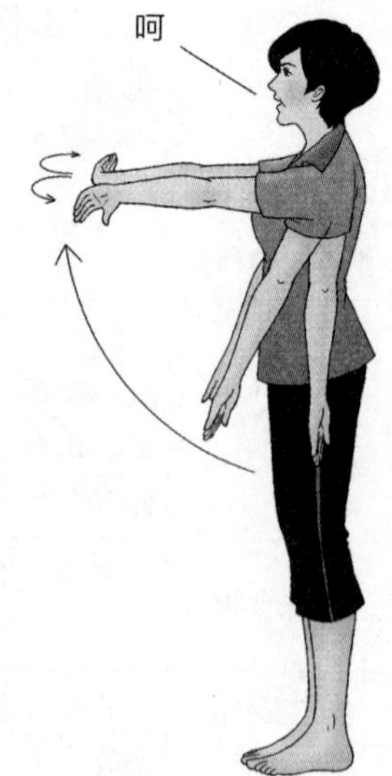

【发音】呵，读（kē）。

【口型】口型为半张，舌顶下齿，舌面下压。

【动作要领】

1. 准备动作：随意站立，舒适为好，闭眼静心，深吸几口新鲜空气。

2. 深深吸气，呼气时念“呵”字，足大趾轻轻点地，两手掌心向后，双臂自然垂直于身体两侧，由小腹前抬起，经体前至胸部两乳中间位置时向外翻掌，上托至眼部。呼气尽吸气时，翻转手心，经面前、胸腹缓缓下落，垂于体侧，结束本次呼吸。如此动作6次为1遍。

按摩四大养心穴位，疏通心脏气血

在养护心脏时，选取一些特定穴位，对增强心脏功能，疏通心脏气血很有效。建议大家选取以下四个穴位来按摩：

神门穴

神门穴为心经原穴，是心经气血物质的对外输出之处。按摩此穴，具有补益心气、宁心安神的作用，对缓解心慌、气短、神经衰弱、失眠健忘、急躁易怒等症状有效。

【定位取穴】位于腕部，腕掌侧横纹尺侧端，尺侧腕屈肌腱的桡侧凹陷处。

【按摩方法】晚上临睡前，用拇指指端按揉两侧神门穴，稍用力，以有轻微酸胀感为宜，每次按揉2~3分钟。

膻中穴

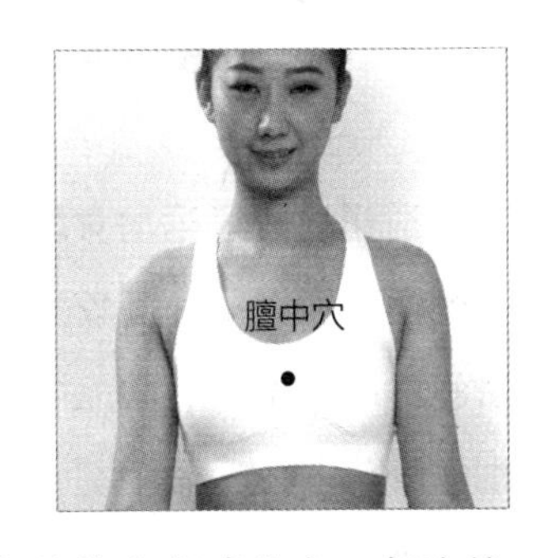

膻中穴，属于任脉，《黄帝内经》中讲：“膻中者，为气之海”“臣使之官，喜乐出焉”，意思是说，膻中穴是容纳一身之气的大海，按摩此穴可打开“气闸”，让全身之气畅通无阻。

【定位取穴】位于人体胸部的正中线上，两乳头之间连线的中点。

【按摩方法】用拇指或中指指腹按摩膻中穴，力度以稍有痛感为宜，每次按摩1分钟，6次为1遍，每天按摩5遍。

内关穴

内关穴属于心包经上的腧穴，按摩此穴，可宁心安神、理气止痛，对稳定情绪、缓解哮喘、调节心率、镇静催眠效果都很好。

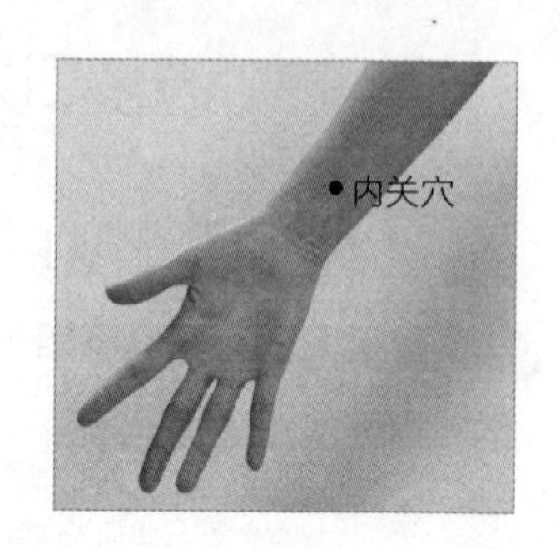

【定位取穴】位于前臂掌侧，当曲泽与大陵的连线上，腕横纹上2寸，掌长肌腱与桡侧腕屈肌腱之间。

【按摩方法】用拇指指端垂直按压内关穴，每次按压10~15分钟，每天2~3次。

劳宫穴

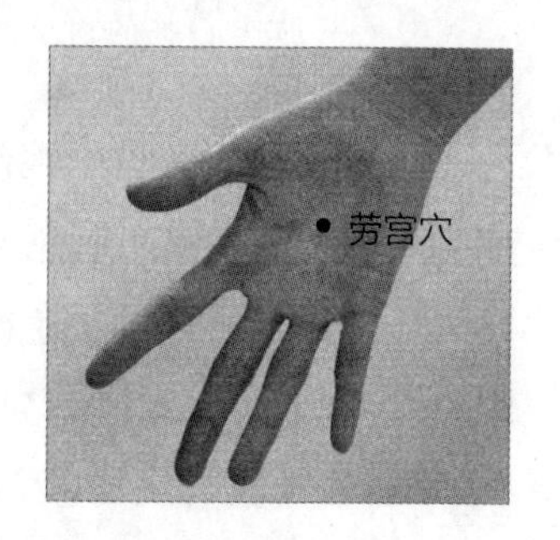

劳宫穴为心包经的荥穴，五行属火，因此按摩此穴，具有清心火、安心神、提神醒脑、强壮心脏的作用。

【定位取穴】在手掌心，当第2、第3掌骨之间偏于第3掌骨，握拳屈指时中指尖处。

【按摩方法】用双手拇指互相按压，或者将两手顶于桌角上劳宫穴，每次5~10分钟。

常做有氧运动，气血畅通心脏更强健

适当地有氧运动对维持心脏健康有着非常重要的作用。资料统计显示，平时不爱运动者，其心脏较爱好运动者平均早衰10~15年，冠心病的发病率高出1~3.5倍。由此可见，运动能增强心脏功能，心脏强健，则心气旺盛，气血畅通，身体也就更健康。

下面给大家推荐一些对心脏有益的有氧运动。

有氧运动	养心功效	推荐运动频度	注意事项
散步	可以扩张外周血管，有效消耗脂肪，从而降低血压，维持心脏健康	每次1小时，每次3千米，每周5次	1.速度保持在每小时走3千米以内，散步时要手脚并用，协调一致，抬头、挺胸 2.尽可能选择空气清新的环境，如公园、草木茂盛的地方 3.应选择道路平缓的环境散步，以免跌倒受伤

续表

有氧运动	养心功效	推荐运动频度	注意事项
快步走	可以提高心肌收缩力，加快血液流行速度	每天步行约3千米，时间在30分钟以上，每周5次左右	1.速度保持在每小时4.5千米 2.对场地的要求与散步相同
慢跑	锻炼心脏功能，增大心脏容积，增加血液总量，提高毛细血管的密度，从而为身体提供更丰富的营养	每次至少30分钟，每周5次	1.慢跑的强度可通过每分钟心跳计数来控制：心跳计数不超过180次/分减去年龄 2.慢跑前做好准备工作，站立，双手叉腰，交替活动踝关节，以免在跑步过程中发生扭伤
游泳	加速心脏的血液回流，使心率加快，增大心脏容积，增强心脏功能，可有效预防心脑血管疾病的发生	每次1.5~2小时，每周2~3次	1.选择卫生条件好、水质干净的游泳馆，并加强自我健康保护意识，减少细菌感染的机会 2.不要在阴冷天或特别凉的水里游泳，以免损伤元气 3.经期、经期前后3~4天、排卵期、有妇科病时均不宜游泳，因为此时女性抵抗力相对减弱，很容易造成感染或加重病情 4.游完泳后应立即排尿，并认真地洗一遍澡，做好清洁工作
爬楼梯	使血液循环畅通，增强心肺功能，降低心脏病的危险因素，如腰围、体脂含量、血压和胆固醇水平等	每次15分钟以上，每周3次以上	1.爬楼梯应选择空间比较开放、空气好的地方，否则容易造成心、脑缺氧，加重心脏的负担 2.过于肥胖或有骨性关节病的女性不宜爬楼 3.上下楼时，应先以脚尖或前脚掌着地，再过渡到全脚掌着地，以缓冲小腿和膝关节的压力 4.爬楼结束后，可以双手扶墙，两脚前后平行站呈弓箭步拉筋，以有助于放松小腿肌肉群
跳绳	能加快胃肠蠕动和血液循环，促进全身的新陈代谢，预防多种病症，还能增强人体心血管、呼吸和神经系统的功能	初练者每天跳60~100下，分2~3次进行，中间间隔1分钟；正常后每天跳400~500下，分2次进行，间隔1分钟。每周5次	1.跳绳时用前脚掌起跳和落地，可缓解冲力，减少对软组织的损伤及对踝骨的震动与伤害 2.应穿质地软、轻便的运动鞋，避免脚踝受伤 3.跳绳长度要合适，双手握绳保持在肩部偏下一点即可 4.心肺功能较差、关节炎、过度肥胖的女性不宜跳绳
骑自行车	可锻炼心肺耐力，使心肌发达，心肌收缩有力，增强血管壁的弹性	每周骑行3次，每次骑车30～60分钟，每次骑行10～20千米	1.骑车方法：调好车座高度和车把弯度，臀部坐正，身体稍前倾，腹部收紧，两臂伸直，踩踏脚板用力均匀 2.应选择空气新鲜、地势平坦、视线好、车少、环境好的地方 3.骑车过程中切忌做鼓劲憋气、快速旋转、用力剧烈、深度低头或突然停车等动作，以免引起意外 4.骑车过程中若出现心脏不适、气短、心率超过130次/分等情况，必须立即停止运动

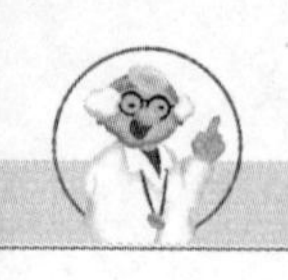

养肺——让肌肤水灵灵

中医认为，肺主气，司呼吸，是人体气体交换的场所，能输布卫气和津液于全身，温润肌肉和皮肤。肺气充沛，皮肤毛发就能得到足够的温养而润泽，汗孔开合正常，体温适度且不受外邪侵袭。如果肺功能失常，就会出现皮肤干燥，面容憔悴、面色苍白的现象。所以，调理肺气，增强肺功能，对改善皮肤、毛发的营养状况至关重要。

另外，肺主皮毛，可调节汗液排泄，通调水道，使毒素从汗液排出，所以，通过宣降肺气进行“排毒”也是女性美容的有效方法。

但是，在五脏之中，肺是最容易受到外来有害物质侵害的。正常人24小时吸入空气约10000升，而空气中含有各种微生物、过敏原及其他有害物质。因此养肺对于健康和美丽都是很重要的。

要养肺，饮食调理很关键

中医讲究药食同源，饮食疗法对肺脏的保养至关重要，将有益肺脏的食物运用到日常饮食中，有助于我们在一日三餐中吃出健康的肺。

有益肺脏的推荐食物

推荐食物种类	常见食物	养肺功效
白色食物	大米、薏米、糯米、白菜、大蒜、梨、白萝卜、杏仁、百合、银耳、豆腐、牛奶、鸡肉等	白色入肺，可养护肺脏，具有益气行气、滋阴润肺的功效，能增强人体抵抗力
富含维生素A和维生素C的食物	胡萝卜、圆白菜、猕猴桃、橙子等	既能清肺热，又可提高呼吸道黏膜的抗病能力
富含膳食纤维的食物	白菜、黑木耳、芹菜、金针菇等	能预防便秘，肺与大肠相表里，大肠通畅，对清肺热十分有益
补肺气的食物	莲子、芡实、牛肉、鸡肉、糯米等	调补肺气，益气固表

养肺推荐食谱

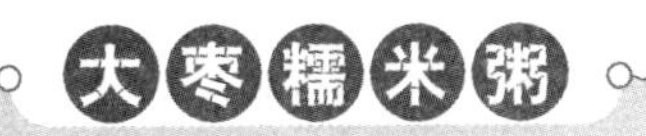

原料：糯米100克，大枣15枚。

做法：将糯米和大枣洗净，用水浸泡半个小时，然后放入锅中，加水煮成粥即可。

功效：补肺益气，补血滋阴。

黄芪牛肉汤

原料：牛肉250克，黄芪、防风、白术各10克，大枣10枚，姜片、葱段、盐各适量。

做法：将牛肉洗净，切成小块，焯水，撇去血沫，捞出后过凉；将黄芪、防风、白术、大枣分别洗净，与牛肉一起放入锅中，加入适量清水，大火煮沸后，转小火炖煮至牛肉熟烂，加盐调味即可。

功效：益气补肺、强身健体，对于素体阳虚、容易感冒、喜热恶冷的人来说，具有很好的温补肺气的功效。

养肺生活这样过

肺与健康美丽的关系如此密切，所以女性朋友们一定要好好保养，以下这些生活中的保养要点一定要牢记。

多喝水，让肺脏保持滋润

我们知道，肺是喜润恶燥的，所以，建议大家日常多喝些白开水，有利于帮助肺脏发挥自净功能，促进有毒有害物质的排出。

补水途径：

◎喝温白开水。健康成人每日补水量可根据体重来计算，一般每千克体重需

补水40毫升。我们经常说，每天要喝6~8杯水，这个量基本就可以。

◎饮用鲜榨果汁、绿茶、牛奶等饮品。

◎日常膳食中，适当多吃汤、粥等食物。

◎适当多吃含水分高的蔬果，如西瓜、梨、猕猴桃、黄瓜、西红柿、萝卜、生菜等。

化解悲伤情绪，利于肺气宣发

中医认为，悲伤的情绪最伤肺，主要是会影响肺的宣发功能，使肺气抑郁，郁久化火，形成肺热。所以，女性要养好肺，就不要总是多愁善感，要让自己快乐起来，比如，多笑一笑，能使胸部扩张，肺活量增大，加快血液循环，使心肺气血调和。另外，立秋之后郊游登山，到了山上放开嗓子高喊几声，把胸中集聚的浊气都呼出去，不仅能增大肺活量，还能化解悲秋的情绪，有利于肺气的宣发。

定时排便，让肺气宣降

中医认为，肺与大肠相表里，肺的肃降也能让毒素从大便排出，反之，养成定时排便的习惯，预防便秘，也有利于肺气的宣发肃降。每天早晨5~7点是大肠经当令时间，此时大肠经气血最为旺盛，此时排便是第一要务。

有氧运动可锻炼肺功能

在日常的养肺方法中，有氧运动是很重要的一项，比如游泳、慢跑、骑自行车、健身操、瑜伽等，只要坚持练习，都可以达到锻炼肺功能的目的。这里给大家介绍一种简便健肺操。

动作要领：

1. 伸展扩胸。站立，吸气时伸展双臂，呼气时还原。

2. 转体压胸。吸气时上半身缓慢地向右后方转动，右臂侧平举向右后方伸展。呼气左手平放于右侧胸前向右推动胸部。然后再向相反方向做。

3. 抱膝压胸。端正坐姿，呼气抬左侧下肢，两手抱住小腿，向胸部挤压。吸气还原，两侧交替进行。

常练“呬”字功理肺气

“呬”字功是六字诀养气功之一，与人体五脏中的肺脏相对应，常练此功，可调理肺气，补充肺经气血。

【发音】呬，读（sī）。

【口型】口型为开口张腭，舌尖轻抵下腭。

【动作要领】

1. 准备动作：随意站立，舒适为好，闭眼静心，深吸几口新鲜空气。

2. 深深吸气，呼气时念呬字。两手从小腹前抬起，逐渐转掌心向上，至胸前，两臂外旋，翻转手心向外成立掌，指尖对喉，然后左右展臂。

3. 呼气尽，随吸气之势，两臂自然下落垂于体侧，重复6次为1遍。

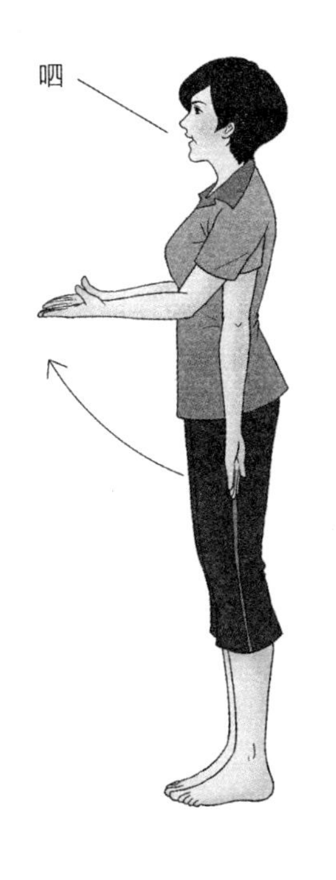

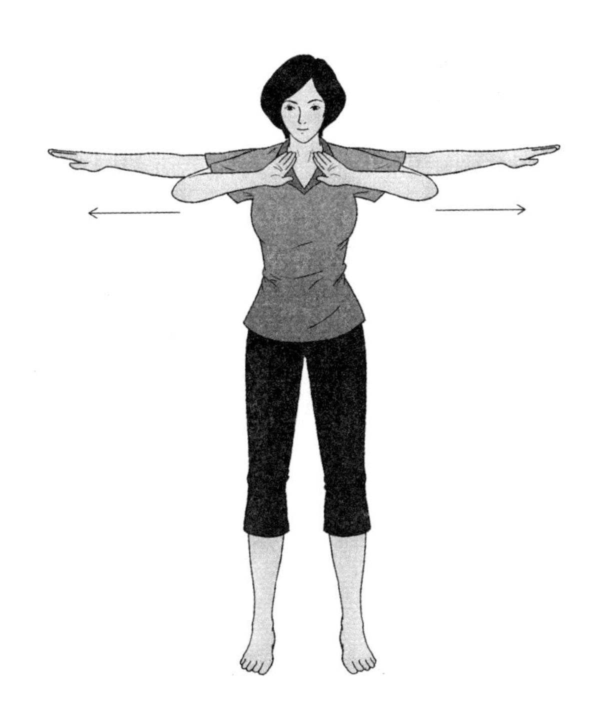

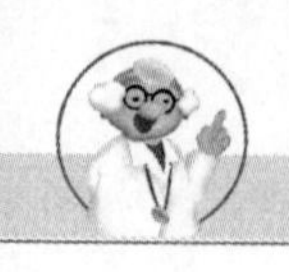

养脾——做气质美女

一个女人健康美丽与否，与脾有直接的关系。因为在中医学里，脾有两个重要功能：一是主运化，把从饮食中获得的水谷精微、气血津液输送到全身各处，发挥濡养、滋润的作用；二是主统血，脾气强健，才能控制血液在脉管中运行而不外溢。可见，脾气虚弱会直接影响人体的气血运行与输布，导致身体易生病，容颜也会失去光彩。因此，女性要想身体好、气色好，掌握有效的健脾补脾方法很重要。

饮食得当最养脾

在中医看来，养好脾最重要的就是饮食得当，并养成良好的进食习惯，比如饮食要清淡，宜温、熟、软，不吃或少吃生冷、黏硬、不易消化的食物；细嚼慢咽，忌暴饮暴食；注意饮食卫生，不吃不干净的食物等。

有益脾脏的推荐食物

推荐食物种类	常见食物	养脾功效
黄色食物	小米、黄豆、土豆、玉米、南瓜、生姜、陈皮、菠萝等	黄色入脾，可养护脾胃，对增强胃肠功能，恢复精力，补充元气，延缓衰老有益
健脾食物	山药、红薯、糯米、大枣、白扁豆、牛肉、芡实、莲子、薏米等	健运脾气，改善脾气虚弱，运化无力所致的脘腹胀满、大便溏泄、食欲不振、肢倦乏力等症

养脾推荐食谱

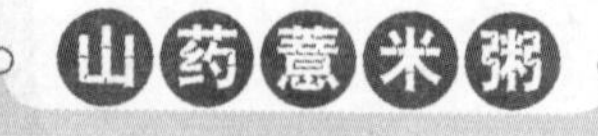

原料：鲜山药50克，薏米15克，大米100克。

做法：山药去皮、洗净、切块，与薏米、大米一起煮成粥即可。

功效：此粥能补气健脾胃、止泻，改善脾胃虚弱症状。

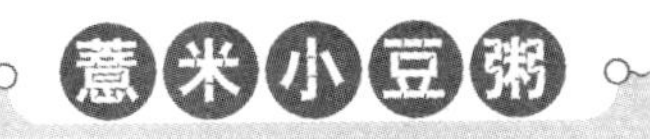

原料：薏米15克，赤小豆15克，大米100克。

做法：薏米、赤小豆分别洗净，泡软；大米洗净，与薏米、赤小豆一起煮成粥即可。

功效：渗湿利水、健脾益气，适用于脾虚湿盛所致的食少纳差、脘腹胀闷、尿少浮肿等。

养脾生活这样过

要养好脾脏，女性朋友们还要注意在生活中多加注意，尤其以下几个方面要做好：

避免思虑过多

中医认为，“脾在志为思”，有“思虑伤脾”之说，也就是说思虑过多，会影响脾的运化功能而出现食欲缺乏、脘腹胀闷、头目眩晕等症状。另外，由于脾运化不好，还容易引起气结、气郁，并进一步发展为血瘀、痰瘀，具体到女性可能会引起女性月经提前、延后，甚至闭经。

所以，生活中遇到不如意事要能顺其自然，不能做到的事不要强求，暂时解不开、想不通的事情就先放下，以免思虑过度，伤害脾脏。

防湿防潮

脾是喜燥恶湿的，如果体内湿气过重，会让脾的运作迟滞，体内的多余水分就不能及时全部排清，这样一来，你的身材就会发福变形。同时，人也会出现食欲缺乏、腹胀、腹泻、尿少、浮肿、舌淡苔厚等现象。所以，在生活中，大家一定要注意防潮防湿，尤其是夏季，雨水较多，湿气重，要避免淋雨涉水，以免湿邪侵害人体，更不要吃较油腻的食物，以免助湿伤脾。

动一动，脾气健运血通畅

名医华佗曾说："动摇则谷气得消，血脉畅通，病不得生。"意思是说多运动能促进食物的消化吸收，使气血畅通而不生病。实际情况也是如此，缺乏运动是导致很多人脾胃失调的一个非常重要的因素。所以，建议大家不要长时间坐着、躺着，多动一动，参加一些户外运动，或者做一些有氧运动，对健脾气都很有益处。

这里为大家介绍一种简单有效的健脾小动作——动足趾。人体的每个足趾都与脏腑相通，脾、胃属土，经络循行对应足趾，脾胃虚弱的人经常活动足趾，可促使体内气血通畅、阴阳平衡、扶正祛邪。

方法一：每天睡前可以用手按捏足趾，每次以15分钟为宜。

方法二：在工作或者闲暇时用足趾抓地、抓鞋底，每次抓5分钟，两只脚可分别进行，也可同时进行，每天2～3次。

方法三：用第2、第3足趾夹东西，如纽扣、瓶盖或椭圆形、大小适中的鹅卵石、笔帽等。

中医认为，如果经常注意对足趾的保健，就能起到调养脾胃的作用。

补气养血一点通

如何判断体内是否有湿气

判断体内有没有湿气，有一个最简单的办法——对着镜子张开嘴伸出舌头，如发现舌体胖大、舌头两侧有牙齿印，舌苔很厚、发黏，那就很有可能是体内有湿气。

常练"呼"字功培脾气

"呼"字功是六字诀养气功之一，与人体五脏中的脾脏相对应，常练此功，可培补脾气，改善腹胀、腹泻、四肢疲乏、食欲缺乏、肌肉萎缩、皮肤水肿等脾经疾病。

【发音】呼，读（hū）。

【口型】口型为撮口如管状，舌向上微卷，用力前伸。

【动作要领】

1. 准备动作：随意站立，舒适为好，闭眼静心，深吸几口新鲜空气。

2. 深深吸气，呼气时发出“呼”的声音，足大趾轻轻点地，双肘微曲，两手自小腹前抬起，手心朝上，十指弯曲，呈虎爪状，抬至脐部。

3. 右手旋掌，手指伸直，紧贴于小腹部，左臂外旋带左手上托至头顶。

4. 呼气尽吸气时，左臂内旋变为掌心向里，从面前下落，同时右臂回旋掌心向里上穿，两手在胸前交叉，左手在外，右手在里，两手内旋下按至腹前，自然垂于体侧。

结束后，换另一侧做相同动作。

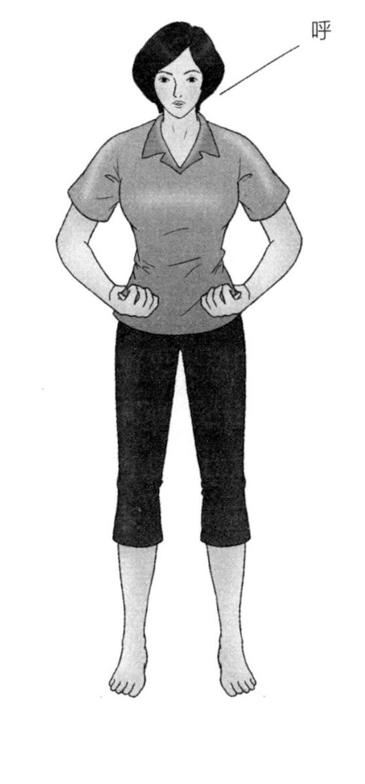

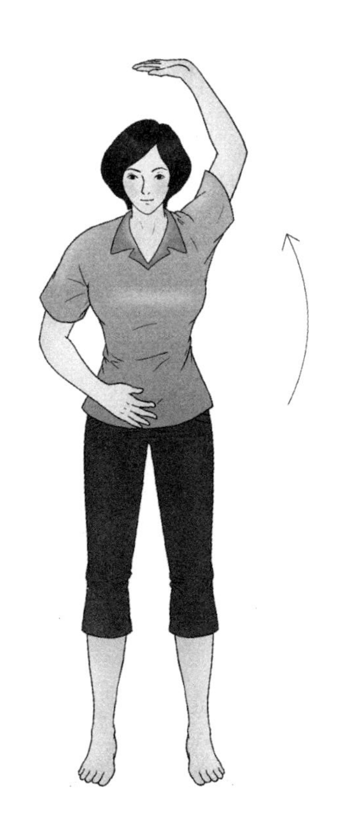

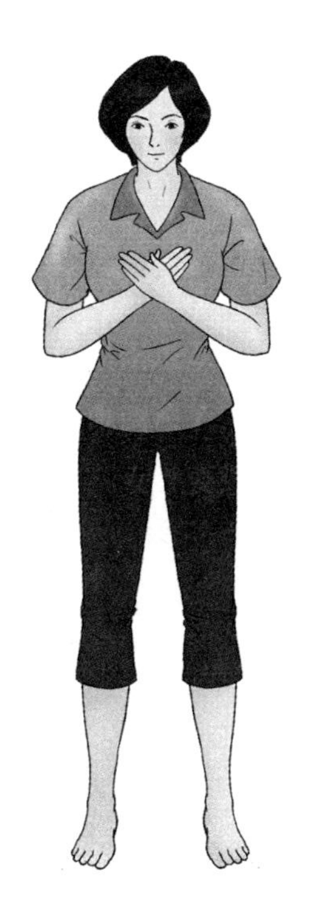

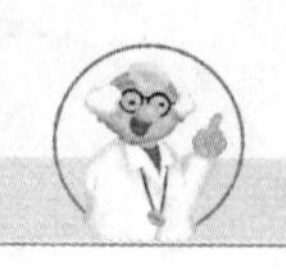

养肝——还你红润白皙好肤色

在中医理论中，肝有主要有两个功能：一是主疏泄，疏泄一身之气机，包括人体的气、血、津液、神、精，都在疏泄范围之内；二是肝藏血，所以肝又称为人体的血库。

肝脏内的血液充足，疏泄功能旺盛，则任冲二脉畅通无阻，不仅月经正常，受孕、妊娠、分娩、哺乳等都会水到渠成；可如果肝血不足及疏泄功能失调，任冲二脉闭塞不通，会造成月经紊乱、不孕、白带异常等妇科疾病。

另外，肝脏同样能决定女人的容颜问题。肝藏血充足，疏泄得力，人体的气血充足、运行畅通无阻，各个脏腑的功能才能正常运行，体内的毒素和垃圾才能排出体外，女人自然会面色红润，肌肤细嫩，有光泽。总之，肝气条畅，气血充盈、通畅，脏腑、组织功能正常，女人就健康美丽不生病。为此，我们一定要呵护好肝脏。

调饮食，疏肝气，养肝血

饮食对肝脏的健康起着决定性作用。除了不要暴饮暴食、常忍饥饿外，还要注意饮食均衡、荤素合理搭配。过饱或过饥都会导致消化液分泌异常，引发肝功能失调。因此，建议女性朋友们要合理安排早、中、晚三餐，做到早餐吃好，即保证营养全面摄取；中餐吃饱，即保证有荤有素；晚餐吃少，晚餐最好只吃七分饱，且食物以清淡、易消化为主。

补气养血一点通

酒最伤肝，别过量饮酒

酒对肝脏的伤害非常严重，从西医角度来说，酒精有刺激、伤害肝细胞的毒性作用，可使人的肝细胞发生变性和坏死。如果长期饮酒，还可能导致酒精性肝病。

从中医角度来说，肝主阳气之升发，如果饮酒过度，则容易导致肝阳上亢，影响肝脏的疏泄功能，引发眩晕耳鸣、高血压、脑出血等多种病症。因此，无论是自己在家喝酒，还是在外应酬，参加饭局，喝酒都要适可而止，以免损害肝脏健康。

有益肝脏的推荐食物

推荐食物种类	常见食物	养肝功效
青色食物	绿豆、豇豆、青豆、豌豆、蚕豆、芸豆、南瓜子、菠菜、茼蒿、韭菜、黄瓜、青椒、生菜、芹菜、苦瓜、猕猴桃等	青入肝，可养护肝脏，帮助肝脏解毒，提高免疫力，还能促进新陈代谢和消除疲劳
疏肝食物	萝卜、金橘、柚子、佛手、玫瑰花、陈皮、茉莉花等	疏肝理气，行气解郁，改善肝郁、气滞症状
清肝食物	芹菜、绿豆、菠菜、黄瓜、苦瓜、香蕉、猕猴桃等	清肝火，改善肝火旺所致的头晕胀痛、面红目赤、耳鸣、口苦咽干、急躁易怒、失眠等症
补肝食物	猪肝、菠菜、黑芝麻、桑葚、乌鸡、大枣、枸杞等	养肝补血，改善肝血不足症状

养肝推荐食谱

绿豆猪肝粥

原料：猪肝100克，绿豆50克，大米100克，盐、味精各适量。

做法：大米、绿豆分别淘洗干净，放入锅中，加适量清水煮粥。待粥八成熟时将猪肝切成片放入粥中同煮至熟，最后用盐、味精调味即可。

功效：此粥可补肝养血、清热明目、美容润肤，常吃可改善面色萎黄、视力衰退。

萝卜丝拌海蜇皮

原料：白萝卜200克，海蜇皮100克，盐、植物油、葱花、白糖、麻油各适量。

做法：白萝卜洗净，切丝，加盐拌匀；海蜇皮切成丝，洗净，挤干水分，与萝卜丝一起放入碗内拌匀；锅置火上，烧热后倒入植物油，烧至八成热时放入葱花炸香，趁热倒入碗内，再放入白糖、麻油拌匀即可。

功效：疏肝理气，解郁散结。适用于肝郁气滞所致的胸闷、胁痛、乳房胀痛、乳腺增生。

养肝生活这样过

中医认为，女子以肝为先天，肝对女性的健康美丽尤为重要，所以在生活中一定要养护好肝脏，以下几点要做好。

远离那些伤肝的坏习惯

肝脏是人体最为重要的解毒器官，进入人体的有毒有害物质都要经过肝脏的处理才能排出体外，但一旦人体内的毒素太多，肝脏无法及时处理时，这些毒素就会沉积在肝胆内，影响肝脏的正常功能，脏腑和血液中的毒素排不出去，就会逐步侵入到全身的循环中去，引发各种慢性疾病。所以，我们在生活中要尽量少摄入有毒有害物质。

◎ 避免服用伤肝药物。肝脏在药物代谢中也起着非常重要的作用，大多数药物都是在肝脏中解毒，并由肝脏排出体外。调查研究发现，能引起肝损害的药物在200种以上。因此，建议女性朋友们平时要谨慎用药，如有需要最好能征求医生的建议，避免私下乱用药。日常生活中，以下药物最易伤肝，服用时需格外谨慎。

易造成肝损伤的药物

功效主治	药物名称
降血脂药物	阿托伐他汀、洛伐他汀、非诺贝特、氯贝丁酯、烟酸等
治疗心血管疾病的药物	胺碘酮、华法林、钙离子拮抗药等
抗生素	氯霉素、罗红霉素、酮康唑、青霉素类、磺胺类等
抗溃疡药物	西咪替丁、雷尼替丁、法莫替丁等
抗过敏药物	异丙嗪（非那根）、氯苯那敏（扑尔敏）、氯雷他定（开瑞坦）等
退热药	对乙酰氨基酚（百服宁）
抗结核药物	利福平、异烟肼、乙胺丁醇等
类固醇激素	雌激素类药物、口服避孕药、雄性同化激素等
中药类	黄药子、苍耳子、川楝子、雷公藤、贯众等

◎ 尽可能减少在外就餐的次数。很多女性，特别是单身女性习惯在外就餐，但餐馆中使用的碗筷、餐巾、水杯等如果未经严格消毒，就餐者很容易感染肝炎病毒，从而伤害到脆弱的肝脏。

◎ 减少有毒物质的摄入。如酒水中的酒精，腌制品中的亚硝酸盐，食品中大量的添加剂，霉变花生、瓜子、大米中的黄曲霉素，变绿或发芽土豆中的龙葵碱，高温油炸食物等，都是对肝脏有害的物质，应尽量避免摄入。

会喝水，促排毒，养容颜

水是女人美容养颜的法宝，一方面多喝水可以补充体液，增强血液循环，给肌肤更多的滋养；另一方面，肝脏解毒的过程也需要大量的水分，如果体内水分不足，毒素不容易被稀释、分解，淤积在体内，既伤害肝脏，也会有损容颜。所以，对女性来说，要想肝脏好、容颜美，就要多喝水，不要等到有口渴感觉时才喝。

那喝什么水呢？日常生活中并不是所有的水都能喝。科学研究发现，常饮蒸馏水、久沸的水、在保暖瓶中长时间储存的水以及重复加热的水等都对健康有害无益。因此，建议女性朋友们平时最好选择优质的矿泉水，如果条件允许，可常喝弱碱水。每天喝4~6次为宜，且应一口气喝完一整杯水（200~250毫升），这样喝进体内的水分才能被机体充分吸收利用。

养肝、美容喝水时间表

喝水时间	养肝美容功效
6:30 左右	一整夜的睡眠后，身体开始进入缺水状态，起床后喝一杯水，可加快人体的新陈代谢，提升肝脏的解毒功能，使人体内的毒素以最快速度排出体外，这对改善容颜至关重要
8:30 左右	可以改善机体的缺水问题，还能缓解情绪，促使你尽快进入工作状态
11:00 左右	在办公室工作一段时间以后，一定要记得起来运动一会儿，并趁此机会为身体补充一天中的第三杯水，满足机体所需，并有助于放松紧张的工作情绪
13:00 左右	餐后 30 分钟饮水，可帮助胃肠蠕动，促进消化
15:00 左右	提神醒脑，提高工作效率
17:30 左右	离开办公室前，不要忘了喝上一杯清水，以增加饱腹感，避免晚饭时暴饮暴食
22:00 左右	睡前 30 分钟至 1 小时喝一杯水，有助于促进消化、排毒，增进血液循环

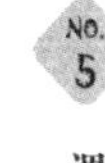

少生气，心情好肝气舒畅

女人的生理和心理特点，使得她们容易受到七情所伤，导致气机郁滞，这就是中医所说的肝气郁结。气血运行不畅，进而脏腑得不到滋养，各种妇科疾病便会纷至沓来。所以，要养肝，首先就要注重精神上的调适，控制好自己的情绪，少生气，保持心情舒畅，才能使肝脏平和、肝气舒畅，我们也会少生病。

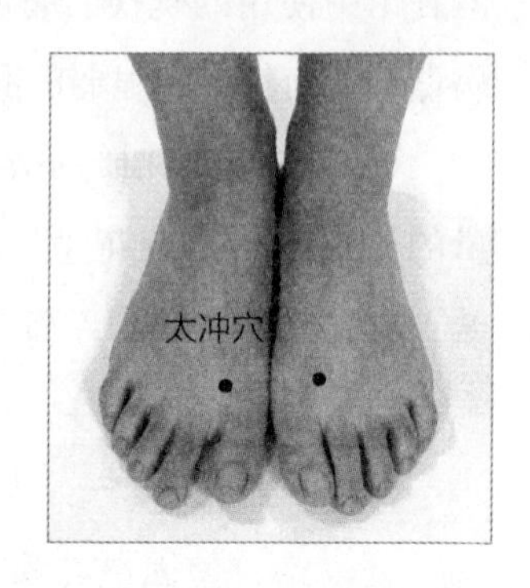

但生活中总会有生气、烦躁的时候，这时，建议大家按摩一下太冲穴（在足背，第1、第2跖骨结合部前缘的凹陷处）。太冲穴是肝经的原穴，而原穴是脏腑原气汇聚的地方，可以双向调节脏腑气血。

按摩方法：用大拇指的指腹由上往下推按穴位，每天早晚各1次，每次按1~3分钟。

睡眠充足养肝血

中医认为，“人卧则血归肝”，晚上11点至凌晨3点是胆经、肝经当令，也是肝脏修复、排毒的最佳时机，而这些工作必须在深度睡眠状态下才能进行。如果长期熬夜，肝脏得不到休息，就会使肝血亏虚，不但容易出现黑眼圈、色斑等容颜问题，各种慢性病也就找上门来。所以，女性朋友们尽量不要熬夜，每天晚上11点之前一定要入睡，以保证充足的睡眠。

勤运动，增强肝脏功能

运动可使人体的气血畅通运行，促进机体的吐故纳新功能，以达到养肝、护肝的目的。因此，建议爱美的女性朋友们养成勤运动的好习惯，比如快走、慢跑、瑜伽、健身操、游泳等运动，都对养护肝脏有帮助。下面就为大家推荐一套养肝美容操，经常练习可加强肝脏功能，进而达到美容养颜的目的。

具体做法：

◎ 伸懒腰：站立，双手自然下垂置于身体两侧。双臂同时上举，稍作停顿，以感到腰背部、胸腹部有拉伸的感觉为佳。该动作反复重复10次。

◎ 按掌转腰：站立，双手自然下垂置于身体两侧，双脚叉开与肩同宽。屈膝上身下沉至大腿与地面平行，双手手掌按在大腿处，指尖相对。用肩膀带动上身，以腰部为轴向左、右转动上身，下身姿势保持不变。该动作重复10次。

◎ 伸臂翻掌：站立，双腿自然分开与肩同宽，双臂自然下垂置于身体两侧，双手握拳，屈肘使双拳置于胸前，用力向左右方向拉，反复做5次，随后向外翻掌做5次。

整套动作以10分钟为宜。坚持练习，不仅能使人体的气血运行畅通，益肝脏、通经络，使面色红润有光泽，还能有效地消除手臂赘肉，对塑身也具有相当好的功效。

常练“嘘”字功平肝气

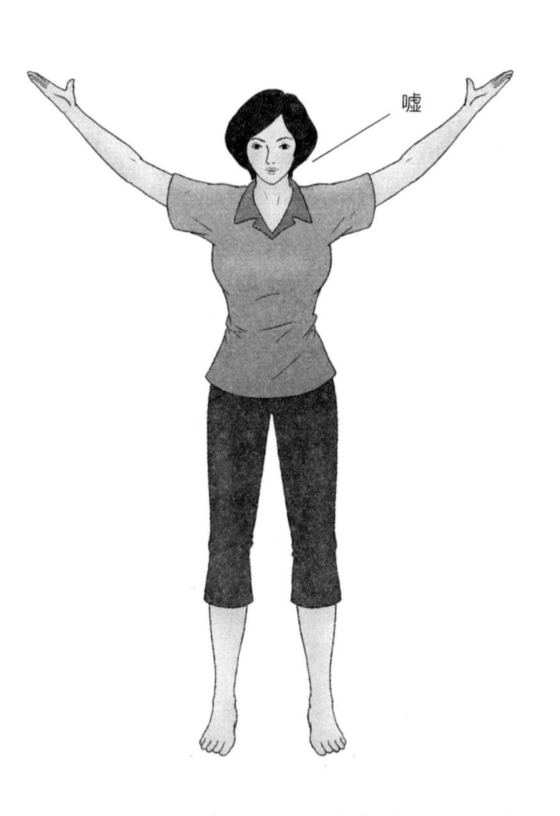

“嘘”字功是六字诀养气功之一，与人体五脏中的肝脏相对应，常练此功，可起到清理肝脏浊气、清肝明目、疏肝解郁的作用。

【发音】嘘，读（xū）。

【口型】口型为两唇微合，有横绷之力，舌尖向前并向内微缩，上下齿有微缝。

【动作要领】

1. 两足开立，与肩同宽，头部摆正，目视前方，含胸拔背，松腰松胯，双膝微屈，双臂自然垂直于身体两侧，全身放松，自然呼吸。

2. 深深吸气，然后呼出肝脏中的浊气。呼气时念嘘。足大趾轻轻点地，双臂自小腹前缓慢抬起，手背相对，直到双臂与肩同高，两臂再向上、向左右分开，手心斜向上方。随呼气之势尽力瞪圆眼睛。

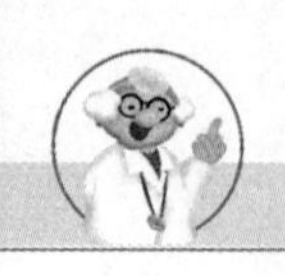

养肾——排毒养颜，拥有无暇美肌

肾的保养对于女性来说是非常重要的，因为在中医学里，肾为先天之本，主藏精，精生血，主生长、发育、生殖，肾中精气充足，人的生长发育及生殖功能就正常，面色红润、齿固发黑、耳聪目明、记忆力好、性功能正常、身体强健、反应敏捷。反之，人就会出现头发稀疏、眼圈发黑、皮肤没有光泽、耳鸣耳聋、视物昏花、腰膝酸软、记忆力下降等症状。

因此，肾是女人美容养生不可忽视的关键部位，只有肾健康，血气充足，身体才会充满活力，肌肤才会完美无瑕。

吃得好，肾就好

在众多的养肾方法中，食补的作用显著。饮食一定要清淡，不宜咸，因为咸入肾，吃得太咸会加重肾脏负担；少吃高脂肪食品，因为血脂高会引起肾血管硬化，导致肾功能损害；多吃豆腐和豆类等富含植物蛋白的食品，黄豆中含植物雌激素，具有保护肾脏的作用；每日应喝足 8 杯水，喝水少、排尿少的人很容易发生肾结石，肾结石会影响肾功能；不乱服用药物，各类镇痛药以及庆大霉素、卡那霉素、磺胺类等抗生素都对肾脏有损害，要特别注意。

有益肾脏的推荐食物

推荐食物种类	常见食物	养肾功效
黑色食物	黑米、黑豆、黑芝麻、黑枣、栗子、黑木耳、乌骨鸡、香菇、海带、海参、黑桑葚、乌梅等	黑色入肾，可养护肾脏，具有补肾固精、乌发、降血脂、延缓衰老等作用
补肾气的食物	山药、核桃、白果、莲子、豇豆、蚕蛹、羊肉、栗子、狗肉等	固肾气，治疗肾气不固所致的遗精、遗尿、崩漏、小产、滑胎等
益肾精的食物	蚝、海虾、海参、枸杞、桑葚、动物肾脏、牛骨髓等	补肾益精，治疗肾精亏虚症

养肾推荐食谱

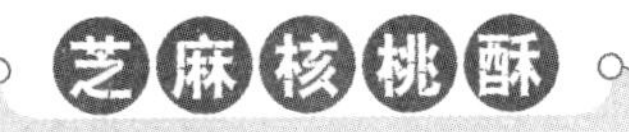

原料：核桃仁、黑芝麻各250克，红糖500克。

做法：将红糖放入铝锅内，加水适量，用武火烧开，移文火上煎熬至稠厚时，加炒香的黑芝麻、核桃仁，搅拌均匀停火；倒入涂有熟菜油的搪瓷盘中摊平凉凉后用刀划成小块，装糖盒内备用。

功效：早晚各食用3块，可健脑补肾、乌发生发，适用于肾虚所引起的头晕耳鸣、健忘、脱发、头发早白等病症。长期食用可预防女性早衰。

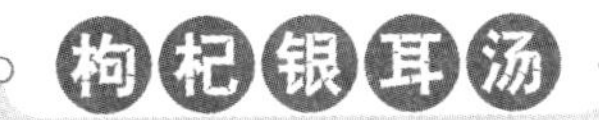

原料：银耳10克，枸杞子、冰糖各30克。

做法：银耳用清水泡发，去根蒂、撕碎、洗净；枸杞子用清水浸泡3分钟，洗净，与银耳、冰糖共同放入锅内，加适量清水；锅置火上，大火煮沸后再改用小火煎煮，至银耳熟烂即可。

功效：滋阴补肾，美颜润肤，适宜肾阴虚女性食用，长期服用不仅调养气血，还可祛除面部黄褐斑、雀斑。

养肾生活这样过

在日常生活中我们就要注意对肾的保养，避免做对肾有损害的事情，这样肾才能为我们好好地工作，为我们的健康加分，为我们的美丽加码。

不乱服用药物

是药三分毒，补肾用药也好，其他治病用药也罢，如果长期大量服用，都会对肾脏造成损害。因此，无论是养肾还是治疗其他疾病，用药时一定要遵循以下几个原则：

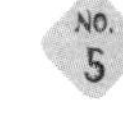

◎ 要严格遵守医嘱，切不可自行加大用药剂量、联合用药或延长服药时间。

◎ 切忌滥用没有科学依据的方子，如果一定要使用，应先取得其配方或成分，征询医师后，确定对肾脏无毒性才考虑使用。

◎ 肾功能不全者，或者有长期糖尿病、高血压等易引起肾脏并发症的患者，应尽量选择可替换、对肾脏伤害小的药物，实在替换不了，需根据肾功能调节药物剂量。同时，使用过程中要密切关注自身情况，接受定期检查，防止肾功能发生异常。

◎ 临床上比较常见的、能损害肾脏引起毒性反应的药物主要包括各类镇痛药，庆大霉素、卡那霉素、磺胺类等抗生素，降压药，以及一些有毒的中草药。大家在用药时，一定要看好说明书，切忌滥用。

保持良好的情绪

中医认为，肾在志为恐，惊恐的情绪伤肾。所以，女性在日常生活中要尽量避免受到不良情绪的影响，保持乐观，注意减少恐惧和焦虑情绪，切忌悲忧伤感，心情不好的时候不妨深呼吸几下或者多去郊外走动，利用外界的境物尽量让自己平静下来。

简单易学的养肾、强肾小方法

养肾也需要动起来，当然健肾强身的运动方法很多，这里给大家推荐几种简单有效的小方法，每天抽出几分钟练习一下，就能强健脏腑，畅通气血。

◎ 金鸡独立：自然站立，调整呼吸。双眼微闭，双手自然放在身体两侧，任意抬起一只脚，用意念保持平衡。根据自身能力，能站多长时间就站多长时间，最好每天早、中、晚做3次，可将人体的气血引向足底，激发肾经，最终起到补肾养肾的目的。

◎ 叩齿咽津：静坐，舌抵上腭，闭口叩齿36下，待津液自生，搅动舌头左右各18圈，然后用津液漱口36下，最后将津液分3次缓缓咽下，注意在吞咽时，要意守丹田，好像把唾液送到丹田一样。经常练习，可坚固牙齿、滋补肾经、益寿养颜。

◎ 扭腰：自然站立，放松，双腿分开，与肩同宽；双手抬至胸前，手指相对，手心向前胸，轻轻由左至右，以腰部为支撑摇转臀部，腿与上身随腰自然摇动，顺、逆时针方向各摇动9圈。待能很好地站稳后，扭转的幅度可以加大。经常活动腰部，可加速女性腰部气血循环，特别是长期久坐的办公室女性，经常扭腰，可防止久坐引起的气血瘀滞，造成下身肥胖。

“吹”字功补肾气

“吹”字功是六字诀养气功之一，与人体五脏中的肾脏相对应，常练此功，可调补肾气。

【发音】吹，读（chuī）。

【口型】口型为撮口，唇出音。

【动作要领】

1. 准备动作：随意站立，舒适为好，闭眼静心，深吸几口新鲜空气。

2. 深深吸气，呼气读吹字，足五趾抓地，足心空起，两臂自体侧提起，绕长强、肾俞向前划弧并经体前抬至前胸锁骨处，两臂撑圆如抱球状，两手指尖相对。

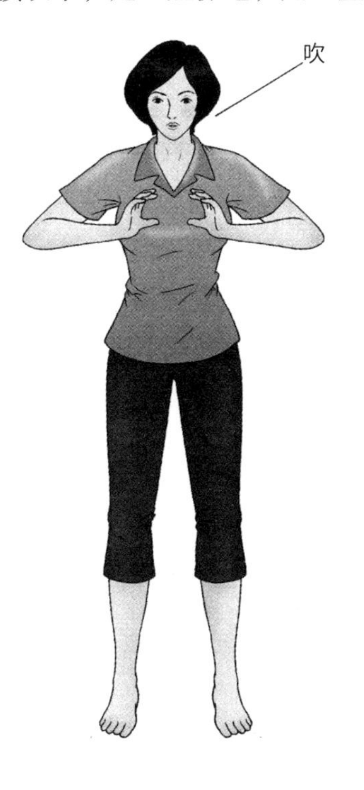

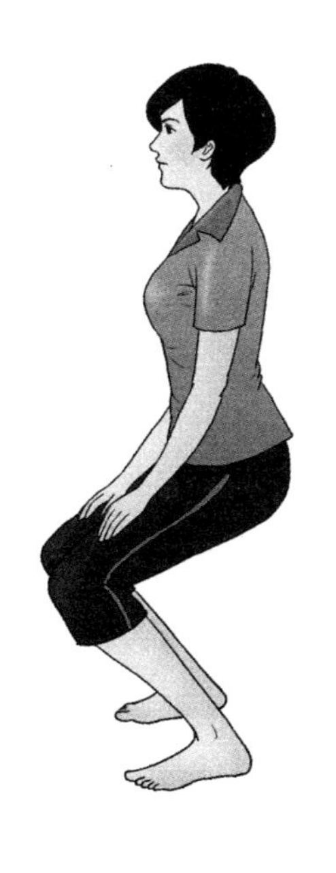

3. 双膝弯曲，身体下蹲，上身挺直，两臂随之下落，呼气尽时两手落于膝盖上部。

4. 呼气尽，随吸气之势慢慢站起，两臂自然下落垂于身体两侧。共做6次为1遍。

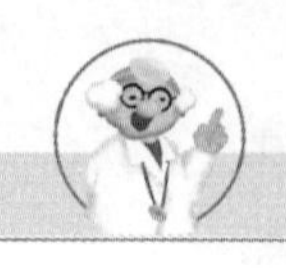

养胃——美丽加油站

胃是人体主要的消化器官之一，与脾相表里，二者相互协调，共同完成对饮食物的消化、精微物质的吸收过程，所以，脾胃常合称为人体的后天之本、气血生化之源。

《黄帝内经・灵枢》中说，“胃者，五脏六腑之海也，水谷皆入于胃，五脏六腑，皆禀气于胃。”意思是说，五脏六腑所需的气血，都来自于胃消化的水谷精微。胃的消化功能正常，气血才能充足，人体才能随时得到滋养，五脏才能正常运行。所以，胃好不好，对女性健康和美丽的影响是非常大的。

科学饮食养好胃

胃是一个消化器官，自然与饮食的关系最为密切，所以养成良好的饮食习惯，吃对食物对养好胃至关重要。

养胃饮食原则

◎ 脾胃喜欢清淡的食物，建议大家的日常饮食最好是以低脂、低盐、清淡的饮食为主，多吃新鲜的蔬菜和水果，少吃肥甘厚味、生冷辛辣的食物。

◎ 养胃食物应以柔软、容易消化的食物为主，这样脾胃负担小，更利于营养的吸收和利用。

◎ 一日三餐定时、定量，并且要荤素、粗细、干稀搭配好，每餐吃七八分饱，细嚼慢咽，不偏食、不挑食，保证营养均衡。

◎ 多吃些具有健胃消食作用的食物，比如牛奶、小米、大米、山药、大枣、山楂、南瓜、猪肚、栗子等，对养好脾胃很有帮助。

伤胃的饮食习惯要摒弃

生活中，一些看似无关紧要的饮食习惯，很可能会对胃造成很大的伤害，所以，女性朋友们要想养好胃，以下这些不良习惯就得改改了。

◎ 饮食无规律：一日三餐没有规律，想吃就吃，或者饥一顿饱一顿，都很容易损伤胃黏膜，损伤胃气。

◎ 暴饮暴食：《素问·痹论》中说："饮食自倍，肠胃乃伤。"人们平时一日三餐，定时定量，消化系统形成了与之相适应的规律，如果突然暴饮暴食摄入过多的食物或饮料，会完全打乱食物消化吸收的正常规律，对胃、胰腺、肝脏、胆囊、肠道等消化器官都会造成损害。

◎ 盲目节食：很多年轻女性为了减肥，盲目节食，比如不吃早餐或晚餐，不吃主食和肉类，只吃蔬菜和水果等。这种方法在短期内确实能达到减肥的目的，但会造成胃功能下降，气血亏虚，使人面色发黄、身体虚弱，还会诱发消化道慢性炎症、胆结石、厌食症等疾病，对身体健康造成很大的伤害。

◎ 狼吞虎咽：吃得过快，食物咀嚼不充分，不仅会加重胃的负担，还会损伤胃黏膜，延长食物在胃里的停留时间，导致积食、消化不良、胃脘胀痛等病症，严重者还会造成急性胃扩张、胃肠炎、胰腺炎等严重疾病。

◎ 过食寒凉：雪糕、冰冻饮料，以及香蕉、西瓜、绿豆、螃蟹等寒性食物，最容易伤及脾胃，导致食欲不佳、消化不良及胃肠抵抗力下降等问题。

◎ 饮食过烫：食管黏膜、胃黏膜都是很娇嫩的，它们只能耐受50~60℃的食物，超过这个温度，就会被烫伤。而过烫的食物，像刚出锅的面条或粥，温度可达90℃，很容易烫伤食管黏膜和胃黏膜，时间长了，容易形成浅表溃疡，甚至诱发恶性肿瘤。

养胃推荐食谱

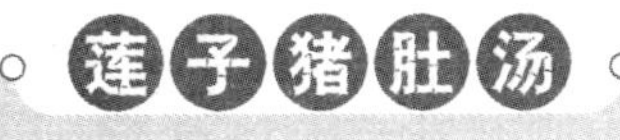

原料：莲子30克，猪肚1个，胡椒少许。

做法：猪肚洗净，焯水，切长条；莲子洗净，与猪肚共同煮成汤，加胡椒调味即可。

功效：温胃健脾、益气补虚，适用于脾胃虚弱所致的食欲缺乏、消化不良等。

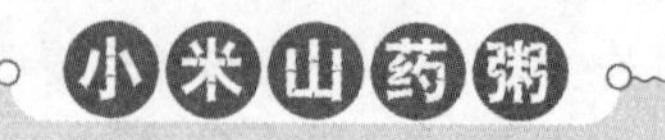

材料：小米50克，新鲜山药1根。

做法：小米淘洗干净；山药去皮，洗净，切片；将小米和山药一起放入锅中，加入适量清水煮成粥即可。

功效：健脾养胃，除热生津。

注意生活起居养好胃

养好胃，光吃好还不行，在生活起居上还要特别注意以下几件事。

注意胃部的保暖

很多女性为了追求窈窕，大冬天也不穿厚衣服，很容易导致胃部受凉，从而引起胃痛。所以，女性要想胃好，就一定要注意胃部的保暖。不管是什么季节，都要适时增添衣服，夜晚睡觉盖好被褥。尤其是炎热的夏季，本来食欲就不好，如果再因为贪凉让胃受了寒，就会使脾胃功能更差。

保持好心情，胃口自然就会好

情绪对脾胃的影响非常大，大家应该都有这样的体会：心情好的时候，往往食欲就很好，吃得多，吃得香；而当心情郁闷或生气的时候，不仅没胃口，吃下饭还好像堵在胃里，使人胃胀不消化。为什么会这样呢？因为当人的精神愉快时，脾胃功能活跃，消化液分泌增多，人的食欲就好。因此，保持好心情对养胃很重要。

常做有氧运动，促进胃蠕动

进行适当地体育锻炼也能增强胃的消化功能，比如散步、快走、慢跑、爬山、瑜伽、太极拳等都是很好的选择，每周至少做2~3次，每次30分钟。下面我就以散步为例，详细讲一讲。饭后半小时散步，能促进肠胃的蠕动，促进食物的消化吸收。建议大家在散步的时候，一边走路，一边摩腹，即双手重叠，放于腹部，每走1步就用双手旋转按摩腹部1周，正反方向交替进行。散步的速度应因人而异，我归纳了一个表格，供大家参考。

散步方式	速度、时间	适宜人群
普通散步	每分钟60～90步，每次20～40分钟	适宜高血压、冠心病、脑中风后遗症或呼吸系统疾病、重型关节炎的老年患者
快速散步	每分钟90～120步，每次30～60分钟	适宜胃肠道疾病、慢性关节炎及高血压恢复期的患者
甩开胳膊大步走	每分钟走120步以上，每次30分钟以上，最好在清晨和饭后进行，每日2至3次	适宜体弱者
长距离疾步走	每分钟90～120步，每次60分钟，每日2次	适宜肥胖者
缓走慢行	每分钟40~50步，每次30分钟，晚上睡前进行	适宜失眠者
挺胸、摆臂、用力甩腿大步走	每分钟90~120步，每次30~60分钟，饭后30分钟进行	适宜糖尿病患者

胃部不适的自我调理

有些人经常食欲不振、消化不良，容易胃胀，吃药往往也不能立竿见影，怎么办呢？这里教给大家几个自我调理的方法，让你不用吃药就能让胃好起来。

◎ 揉腹：临睡前和清晨起床时，躺在床上，用一只手绕肚脐揉摩腹部30下，再用另一只手反方向揉摩30下。

◎ 点按：用食指、中指、无名指一起在腹部缓慢往下按，然后慢慢抬起。反复5下，顺序是由腹部自上而下按。

◎ 运动：仰卧，自然转动身体，可先双膝屈曲左右摆动，再肩背左右滚动；缓慢做仰卧起坐，增加腹肌锻炼；运动中配合腹式呼吸，运动后进行脊椎两旁的按摩和腹部按摩。

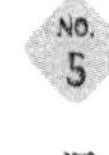

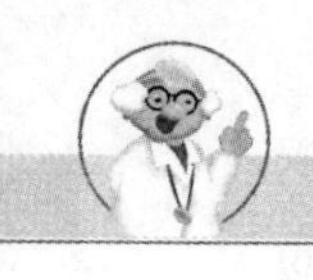

养胆——为美丽清除障碍

《黄帝内经》中说“凡十一脏，取决于胆。”意思是说，人体的其他脏腑，都取决于胆气的升发。可见，胆在五脏六腑中的重要地位。在人体脏腑中，胆的生理功能是贮藏和排泄胆汁。胆汁，别称“精汁”、“清汁”，由肝脏形成和分泌出来，然后进入胆腑贮藏、浓缩，并通过肝的疏泄作用注入小肠，帮助小肠对食物进行消化吸收，由此一来，气血才能顺利化生，濡养全身。如果胆腑阻塞不通，必然会发生病理变化，引发胆囊炎和胆结石等疾病。所以，日常生活中要注意保持胆腑通畅，胆气升发疏泄正常，防止胆道疾病。

另外，中医认为，“肝者，将军之官，谋虑出焉，胆者，中正之官，决断出焉。”意思是说，肝是个大将军，每日运筹帷幄，决胜千里之外；胆则是一个刚直不阿的先锋官，随时准备采取行动。所以，胆在人的精神意识思维活动过程中，具有判断事物、做出决定的作用。对于防御和消除某些消极的精神刺激（如大惊大恐），维持和控制气血的正常运行，确保脏器之间的协调关系有着重要的作用。

总之，胆的体积最小，但对维持气血充足与通畅的作用却不容小觑，那些多疑善虑、胆小易惊的女性，以及那些情志异常、精神错乱的病症，都应该好好地调养胆的功能。

饮食养“胆”

作为人体的消化器官之一，胆与饮食的关系也很密切，所以，大家要想养好胆，在饮食上有几点需要特别注意。

◎ 饮食宜清淡，少吃或不吃辛辣、油炸类食品和含油脂过多的食物，以避免胆囊过度紧缩、胆汁分泌增加。

◎ 三餐有规律，特别是早餐要吃好，忌暴饮暴食，平时也要少吃零食，以防止胆囊不断受到刺激而增加胆囊收缩和胆汁的分泌。

◎ 多吃温软、容易消化的食物，可减轻胆囊等消化器官的负担，有利于食物的消化吸收和气血的顺利化生。

◎ 平时要多喝水，每日保证1500毫升的饮水量，既可稀释胆汁，使胆汁不易形成胆石，也可在胆汁代谢失衡，即胆石形成初期将胆石前期物质或小胆石冲刷入肠而排泄掉，防止胆结石的发生。

心情愉快也养胆

中医认为，肝胆相表里，肝的疏泄正常，胆汁才能充盈。肝胆都是主管情绪的器官，心情舒畅，肝胆的功能就能很好地发挥。然而，生活中往往有很多事情都不能尽如人意，尤其很多女性更是多疑善虑，长期受这种不良情绪的影响，肝胆的消化功能、供血功能、解毒功能都将受到严重影响，气血不通，人就会百病丛生。所以，不论遇到什么事情，都要学会放松心情，平时可多到户外活动，欣赏大自然的美景，能令人心旷神怡。心情好了，自然气血通畅、肝胆条达了。

敲胆经，气血通畅胆才好

足少阳胆经内属于胆，它从人的外眼角开始，沿着头部两侧，顺着人体的侧面向下，经过大腿外侧到达脚的第4、第5趾，几乎贯穿全身，所以，经常敲打胆经，保证胆经气血的通畅，对养护胆腑非常重要。

【敲打方法】

1. 用手掌稍用力拍打左、右两侧胁部各30下，能使肝胆气机通畅。

2. 双手握拳，用力敲打两大腿外侧的胆经，从腿根敲到膝盖，如果遇到有痛感的地方，说明经络淤堵比较重，要反复敲打。每天敲5~10分钟。

补气养血一点通

火锅虽好，却不宜多吃

很多女性朋友们喜欢火锅，但是火锅虽好吃，并不是人人都可以吃，更不能天天吃。油腻的火锅汤底、大量的肉类和动物内脏都是肝胆最大的敌人。吃火锅要注意清淡些，避免高脂肪类火锅，要多吃新鲜蔬菜，少吃动物内脏。

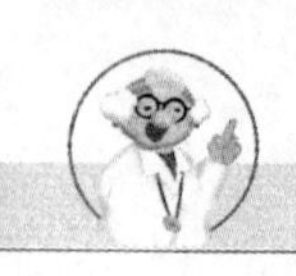

养大小肠——冰肌美人势不可挡

生活中，不知道大家有没有发生过便秘、胀气、消化不良、口臭、痘痘、面色晦黯、皮肤粗糙等问题呢？如果有，而且经常出现，那就说明你的肠道出了问题。因为肠道环境的好坏，不但决定了你的身体是否能更好地吸收食物的营养精华，同时还决定了能否及时快速地排出身体代谢的毒素。

作为人体消化系统的一部分，我们每天吃进去的食物，在消化道（食管、胃、小肠、大肠）的旅行时间长达1~3天，其中绝大部分的时间在肠道（小肠、大肠）吸收消化，食物消化的残渣（废物）最后转变成粪便，经由肛门排出体外。在这一过程中，总会有一些渣滓滞留在肠道内，时间长了，这些滞留物在细菌的作用下就会发酵、腐败，并产生毒素。如果毒素无法及时排除，甚至被肠道当作“营养”重新吸收，随着血液循环到人体的各个部位，会直接导致女人的健康和容颜出现各种各样的问题。所以，肠道的健康与否，对于女性的健康与美丽是至关重要的。

科学合理的饮食习惯，有益肠道健康

肠道健康与饮食的密切关系是不言而喻的，所以，女性要想让肠道好，就必须养成科学合理的饮食习惯，平时少吃精细的米面以及甜点类食物，少吃高脂肪、高蛋白、低纤维的食物，这些食物不仅会让我们的肠道变得油腻不堪，还会减缓肠道蠕动，造成便秘，使毒素在肠内越积越多，危害人体健康。

有益肠道的推荐食物

推荐食物种类	常见食物	养肠功效
高纤维食物	芹菜、韭菜、菠菜、红薯、竹笋、香菇、豆角、木耳、燕麦、玉米等	可增加食物残渣，刺激胃肠蠕动，有利于清肠和排便
润肠食物	核桃仁、松子仁、芝麻等	有利于通便

续表

推荐食物种类	常见食物	养肠功效
富含益生菌的食物	酸奶、奶酪、泡菜、纳豆、腐乳等	改善肠道内环境，抑制毒素滋生
富含低聚糖的食物	香蕉、大蒜、蜂蜜、洋葱、芦笋等	低聚糖是肠道内益生菌的养分，可刺激益生菌的增长

养肠推荐食谱

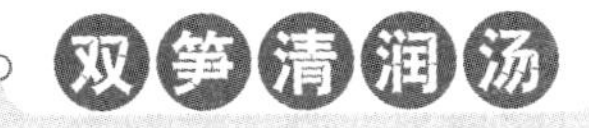

双笋清润汤

材料：竹笋1根，竹荪6根，鲜香菇4朵，枸杞子10克，嫩姜1小块，豆苗20克，盐、胡椒粉适量。

做法：竹荪洗净，切成3段；竹笋煮熟后去壳，切成薄片；香菇切片；姜切片备用；锅中倒1000毫升水煮开后放入竹笋、竹荪、鲜香菇、枸杞子、嫩姜，煮10分钟后加入豆苗、盐、胡椒粉，煮熟后即可食用。

功效：生津润燥、滋阴补肺，能促进肠胃蠕动，帮助排除身体内积存的毒素。

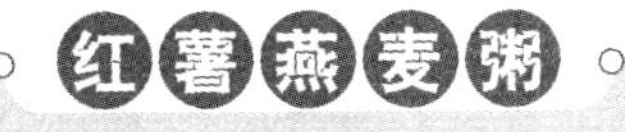

红薯燕麦粥

材料：燕麦片100克，红薯200克，玉米糁50克。

做法：燕麦洗净，用清水浸泡2小时；红薯去皮，洗净，切小块；锅内加水，大火煮沸，放入燕麦、玉米糁、红薯，煮成粥即可。

功效：润肠通便，排毒养颜。

补气养血一点通

饮食卫生对维护肠道健康很重要

为减少肠道毒素，我们还应注意日常的饮食卫生，做到便后、饭前洗手；生吃瓜果要冲洗干净，避免食物污染上致病菌;不吃变质、霉变食物等。尤其是夏季，食物容易滋生细菌而发生变质，所以一定要选择新鲜的食物，尽量做到现做现吃，剩饭剩菜舍不得倒掉，应放到冰箱冷藏，但也不应超过一天，食用前要彻底加热。

定时排便，及时清除肠内毒素

排便是肠道的生理功能，能够正常排便是肠道健康的一个重要标准。每天或隔天排便1次，时间相对固定，而且排便顺畅，毒素垃圾也就无法残存在肠道里了。另外，正常的粪便是黄色、香蕉形，如果排泄物的颜色、性状发生了变化，就说明其肠道出了问题，要及时找出原因，有针对性地调治。

所以，建议大家都能养成定时排便的习惯，形成条件反射，建立良好的排便规律。最好是在每天早晨5~7点，大肠经当令的时间排便，如果早上没排出，就会在肠道内产生毒素，而且时间拖越久，产生的毒素越多。即使这个时间段没有便意，也应坚持定时去蹲坐10～20分钟。另外，排便的环境和姿势应尽量方便，有利于产生便意、利于排便。切记，排便时要专心，不要看书或玩手机等，这对养成良好的排便习惯非常不利。

肠道保健运动，促进气血通畅

除了通过调整饮食来清肠排毒，我也建议大家平时多做做运动，尤其是一些肠道保健运动，对维持肠道正常的生理功能，促进肠道气血畅通、清肠排毒都很有帮助。

按摩小腹

经常按摩小腹，可以疏通腹部经络，使肠道气血通畅，刺激胃肠道蠕动，通畅大便，清肠排毒。

【按摩时间】每天早晨起床前、晚上临睡前各按摩1次。

【按摩手法】两手掌相互摩擦至发热，全身肌肉要放松，意念集中；将右手掌放在胃部，左手掌叠放在右手背上，先从左向右旋转按摩80下；然后在下腹部依上法，左右各旋转按摩80下；最后从胃部向下推，直至耻骨联合处，做80下。

【注意事项】

◎ 按摩手法要轻，不可过分用力，做按摩前应排空小便，且过饥过饱时都不宜按摩。

◎ 按摩时如腹中肠鸣、有热感，就是按摩有作用的反应。在按摩过程中，如产生便意，应立即去排便，排便时也可以用手指从左上腹到左下腹来回做直线按摩。

◎ 第一次做时不一定很快就有疗效，要有耐心。在每天同一时间重复进行，只要有1次成功，就能建立大肠蠕动的条件反射。反复多次，便能形成定时排便的好习惯。

腹式呼吸

腹式呼吸是对腹部器官进行的一种良性按摩，通过腹肌一张一弛的锻炼，能够疏通腹部的经络，增强肠道功能，帮助排除体内毒素。

【具体方法】可采取站、坐、仰卧的姿势，但以仰卧的姿势效果最好；舌尖抵住上腭，由鼻慢慢吸气，吸气时胸腔不动，腹腔缓缓向外鼓出，这个过程控制在5~6秒；屏息1秒，然后用口将气徐徐呼出，同时腹部慢慢回缩，这个过程也控制在5~6秒。

【注意事项】

◎ 练习时注意用鼻吸气、用口呼气，每口气坚持10～15秒钟，每分钟呼吸4次，每次练习30分钟，以微热微汗为宜。

◎ 呼吸要做到深、长、匀、细：深，即每次一呼一吸都要尽全力；长，即时间要拉长，节奏要放慢；匀，即呼吸要保持匀称；细，即要细缓，不能粗猛。

补气养血一点通

日常生活清洁肠道小秘方

1. 吃火锅或是喝酒前，先要喝一点保护肠道的饮品，如牛奶、豆浆、玉米粥等。

2. 早晨起床后，先空腹喝一杯温白开水，可以帮助身体排毒，促进排便。餐后喝一杯蜂蜜水，蜂蜜有调节胃肠功能的作用，可以促使胃酸正常分泌，促进消化，同时能增强肠蠕动，显著缩短排便时间。

3.让肠道运动起来，毒素就不会在肠中停留了。运动的方法除按摩外，还可以热敷。

4.保证睡眠充足，睡眠质量高，大脑和身体就能够得到充分的休息，肠胃的消化吸收功能也会增强，更利于清火排毒。

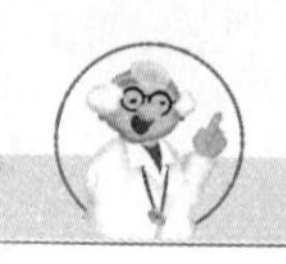

养三焦——健康美丽的总管

三焦为六腑中最大之腑，是位于躯体和脏腑之间的空腔，是上、中、下三焦的合称，其中：

上焦：指胸膈以上，包括心、肺。

中焦：指横膈以下至脐，包括脾、胃、肝、胆等内脏。

下焦：指脐以下的内脏器官，包括肾、大肠、小肠、膀胱。

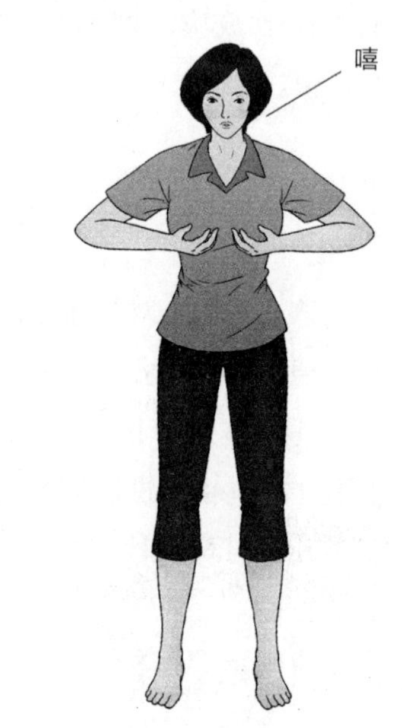

中医认为，三焦主司输布元气和运行水谷、水液，是调动运化人体元气的器官，负责合理地分配使用全身的气血和能量。换句话说，气血津液都要通过三焦送达全身，滋养身体发肤，人体气血上下贯通都要通过三焦来完成。如果三焦功能失常，就会影响人体多个脏腑器官的功能，女性则会出现面部长痘、皮肤发黄、腰部赘肉多、小腹突出等问题。因此，调理三焦，让三焦畅通无阻，全身气血才会流畅，女性的健康与美丽才能得到最好的保障。

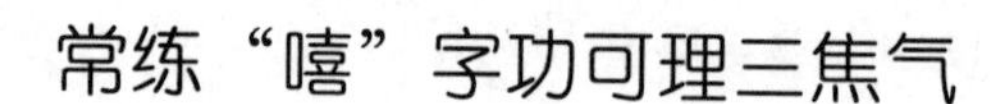

常练“嘻”字功可理三焦气

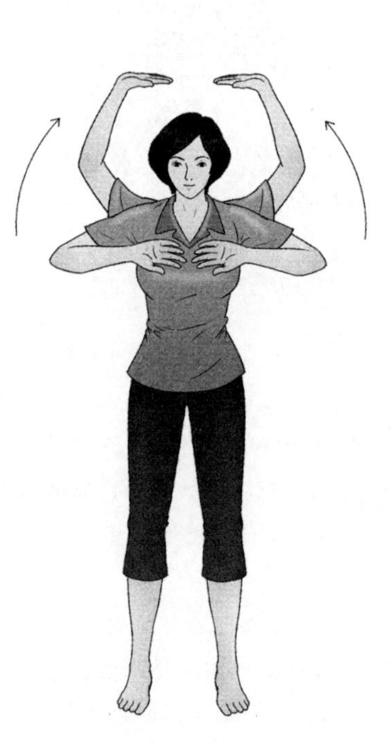

“嘻”字功是六字诀养气功之一，与人体中的三焦相对应，常练此功，可以调理三焦的功能，改善寒热往来、口苦胸闷、恶心呕吐等症状。

【发音】嘻，读（xī）。

【口型】口型为两唇微启，舌稍后缩，舌尖向下。

【动作要领】

1. 准备动作：随意站立，舒适为好，闭眼静心，深吸几口新鲜空气。

2. 深深吸气，呼气，念“嘻”字，足五趾点地。两手自体侧抬起掌心向上，十指弯曲，如捧物状，从腹部经过至与胸平齐。

3. 两臂外旋翻转手心向外，并向头部托举，两手心转向上，指尖相对。吸气时五指分开，由头部循身体两侧缓缓落下并以意引气至足趾端。重复6次为1遍。

拍打三焦经可通利三焦

三焦经内属于三焦，为人体十二经络之一，主要分布在上肢外侧中间、肩部和侧头部。通过拍打三焦经，让经络保持畅通，对疏利三焦气血很有效果。

【循行路线】从无名指末端开始，沿上肢外侧中线上行至肩，在第七颈椎处交会，向前进入缺盆，络于心包，通过膈肌。其支脉从胸上行，出于缺盆，上走颈外侧，从耳下绕到耳后，经耳上角，然后屈耳向下到面颊，直达眼眶下部。另一支脉，从耳后入耳中，出走耳前，与前脉交叉于面部，到达眼外角。

【拍打时间】最佳时间应是晚上21~23点，这时候是三焦经当令，气血在此时达到顶峰，所以这时候拍打效果是最好的。

【拍打方法】坐姿、站姿均可，左手握空拳，从右肩膀开始，沿着胳膊外侧的三焦经循行路线往下拍打，一直拍打到手腕。拍打时可稍用力，并保持一定的节奏，然后用同样的方法拍打另一侧的三焦经。每侧每次拍打10分钟。

中医传统运动可调理三焦功能

虎举

虎举是五禽戏中虎戏的一个动作， 主要通过双掌的一升一降，疏通三焦的气机，调理三焦的功能；手的变化——由虎爪变拳，双掌双臂托举、下按等动作，正是为了激活与调理三焦，改善呼吸和消化系统功能。

动作分解：

1. 双手掌心向下，十指撑开，再弯曲成虎爪状；目视双掌。

2. 随后，双手外旋，由小指到拇指，依次弯曲握拳，双拳沿体前缓慢上提。至肩前时，十指撑开，举至头上方再弯曲成虎爪状；目视双掌。

3. 双掌外旋握拳，拳心相对；目视双拳。接着，双拳下拉至肩前时，变掌下按。

4. 双手沿体前下落至腹前，十指撑开，掌心向下；目视双掌。

以上动作重复3遍后，双手自然垂于体侧；目视前方。

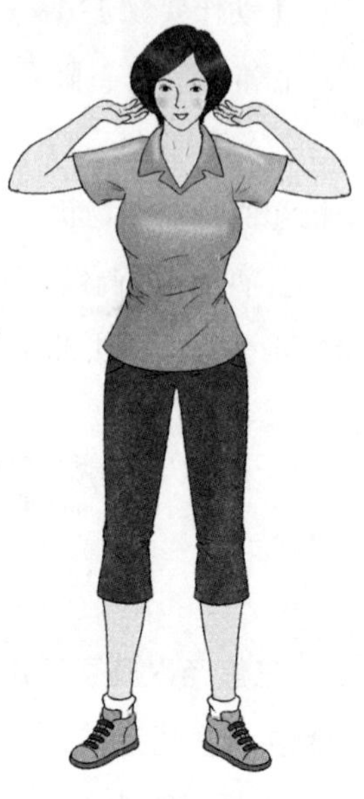

虎举

双手托天

双手托天是养生功法八段锦中的一组动作，牵动的主要经脉是手少阳三焦经。通过两手一升一降，缓慢用力，保持抻拉，能疏通三焦气机，进而促使全身上下的气机流通，气血调和，水液布散，从而周身都得到元气和津液的滋养。

动作分解：

1. 两脚后跟相抵，两脚尖外开成90°。掌心向上，双手交叠于小腹前，与肚脐形成一个三角。

2. 吸气，两手上提到膻中穴。

3. 呼气，翻转掌心，向上如同托举重物，提胸收腹，使两臂充分伸展。同时缓缓抬头上观，目视两掌。

4. 吸气，翻转掌心朝下，缓缓下落，如拉双环，含胸松腹，呼气，气沉丹田。

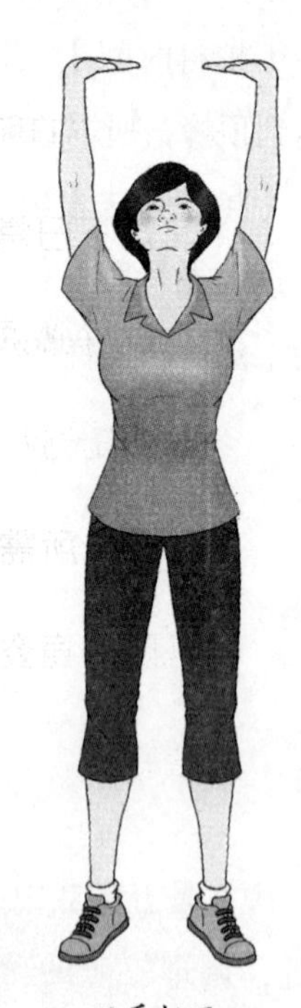

双手托天

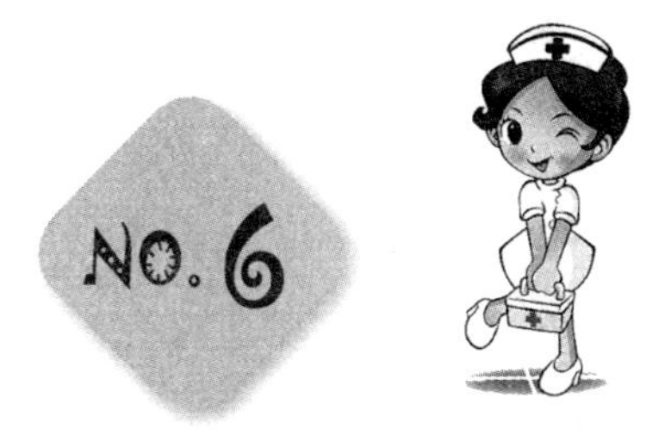

吃不胖的饮食调养气血法

女性的健康美丽离不开气血的滋养，而人体的气血又来源于日常所吃的各种食物，所以，一个人要想气血充足，就必须吃。可对女性朋友来说，吃多了又怕胖，于是，如何科学合理地吃，如何有效地将食物中的营养转化为身体所需的气血，既让女性保持身体健康，又能使容颜靓丽、身姿绰约，这就是通过饮食改善气血所要达到的最终目的。

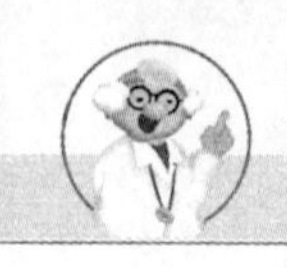

食疗前先了解食物的属性

中医常讲“药食同源”“药补不如食补”，这是因为食物对人体有一定的保健作用，所以，在调养气血时，我常建议大家采用食补的方法。既然如此，那是不是就可以想吃什么就吃什么呢？当然不是，在中医学里，每种食物都有属于自己的性质和味道，这也决定了它们对身体能起到各自不同的保健作用。因此，大家在食疗时，一定要先了解食物的属性，这样才能取得最佳的调养效果。

食物有五性：寒、凉、温、热、平

有心人可能会发现这样一种现象，我们平时的饮食不是受自己控制，而控制权在市场，也就是说市场上卖什么，我们就买什么，吃什么。这一现象如果放到过去，或许没什么，因为过去的人们只能在市场上买到应季蔬菜。但随着科学技术的发展，市场上的食物已经没有了季节、区域之分，冬天可以买到夏季的水果和蔬菜，只要你舍得钱包里的人民币，就没有买不到的食物。也正是这一现象影响了人们的健康状态。

因为中医将食物分为五性，即寒、热、温、凉、平，是根据人吃了食物后对身体所产生的作用来划分的。而寒与凉、热与温仅有程度的差异，寒性较小的就是凉性，又称为微寒；热性较小的即为温性。寒与凉、热与温虽然程度上有所不同，但属性一致，因此在功效上有一定的共同点。比如寒凉食物能清热，适宜夏季或身体有热的人食用；温热食物可驱寒暖身，适合冬季或身体有寒的人食用；而平性食物性质平和，大多数人都可以吃，当然，个别有特殊过敏性反应的人除外。

如果不了解食物的性质，乱吃的话，不但补不了气血，还可能会产生危险，比如冬天需要吃些温热性食物，如果你反倒食用寒性食物，最直接的后果就是影响血液循环、降低脏器功能、加快衰老的进程，血液流的越慢、沉淀越多，血管越容易堵塞，与血管相关的心脑血管疾病的发生率就越高。由此看来，不了解食物的平、温、热、凉、寒还真是件非常危险的事情。

菜类食物寒温之分

类别	平性食物	温热性食物	寒凉性食物
菜类	山药、豇豆、土豆、芋头、海蜇、黑木耳、香菇、平菇、猴头菇、西葫芦	葱、大蒜、韭菜、香菜、雪里蕻、洋葱、香椿头、南瓜、辣椒	番茄、旱芹、水芹菜、油菜、茭白、苋菜、马兰头、菊花脑、菠菜、黄花菜、莴笋、菜花、豆腐皮、豆腐干、面筋、莲藕、冬瓜、红薯、丝瓜、黄瓜、慈姑、马齿苋、空心菜、木耳菜、莼菜、竹笋、海带、紫菜、海藻、草菇、苦瓜、荸荠

果类食物寒温之分

类别	平性食物	温热性食物	寒性食物
果类	李子、沙果、菠萝、葡萄、橄榄、葵花子、南瓜子、芡实、莲子、椰子汁、花生、白果、榛子、山楂、板栗	桃子、杏、大枣、荔枝、桂圆、柠檬、金橘、杨梅、石榴、木瓜、槟榔、松子仁、核桃仁、樱桃	梨、芦柑、橙子、草莓、枇杷、罗汉果、莲子心、百合、柿子、柿饼、香蕉、桑葚、杨桃、无花果、猕猴桃、甘蔗、西瓜、甜瓜

谷类食物寒温之分

类别	平性食物	温热性食物	寒凉性食物
谷类	大米、玉米、青稞、米糠、芝麻、黄豆、黑豆、豌豆、蚕豆、扁豆、红豆、燕麦	糯米、黑米、西米、高粱	小米、小麦、大麦、薏米、荞麦、绿豆

肉蛋奶类食物寒温之分

类别	平性食物	温热性食物	寒凉性食物
肉蛋奶类	猪肉、猪心、猪肾、猪肝、鸡蛋、鹅肉、驴肉、鸽肉、鹌鹑、牛奶、酸奶、干贝、鳗鱼、鲫鱼、青鱼、黄鱼、鲈鱼、银鱼、鲤鱼、鲳鱼、鲑鱼、海参	牛肉、牛肚、牛腩、羊肉、羊肚、羊骨、羊髓、鸡肉、乌鸡、蛤蚧、蚕蛹、羊奶、虾、鲢鱼、带鱼、鲶鱼、鳝鱼	水牛肉、鸭肉、鸭蛋、兔肉、鲍鱼、马肉、河蟹、海蟹、蛤蜊、牡蛎、蜗牛、田螺、蚌肉

食物有五味：酸、甘、苦、辛、咸

五味，即食物的五种味道：酸、甜（甘）、苦、辣（辛）、咸。另外还有淡味和涩味，但一般习惯于将淡味附于甘味、涩味附于酸味，又因为淡味与甘味、涩味与酸味的功用大致相同，所以称为“五味”。

中医有“五味入五脏”之说，认为“酸入肝、甘入脾、苦入心、辛入肺、咸入肾”，也就是说，不同的味道可以调养相应的脏腑，这就要求大家在日常饮食中，每种味道都要适量摄入，不能偏于一味，这样才能实现营养平衡，以调养五脏气血，维持身体的健康。

五味	常见食物	保健功效
酸	红豆、酸枣、沙枣、山楂、柑橘类水果、葡萄、樱桃、杨梅、李子、柠檬、苹果、草莓、梨、桃、西红柿、醋、驴肉、酸奶等	入肝，具有收敛、固涩的作用，增强肝脏功能，提高钙、磷的吸收率；还能增进食欲，健脾开胃
甜（甘）	谷类（苦荞麦、青稞除外），豆类（红豆、豇豆、纳豆除外），薯类（芋头除外），干果（苦杏仁、百合、白果、鲍鱼果除外），香蕉、甜瓜、哈密瓜、西瓜、苹果、甘蔗、菠萝等水果，白菜、菠菜、圆白菜、胡萝卜、莲藕、香菇等蔬菜，鸡肉、牛肉、羊肉、猪肉、鲫鱼、鲢鱼、鲈鱼、草鱼、黄鳝、带鱼、黄花鱼，及蜂蜜、红糖、白糖、冰糖等	入脾胃，具有补益强壮的作用，可为身体提供能量，适宜气血虚弱者食用；还能消除肌肉紧张、解毒
苦	苦荞麦、苦杏仁、百合、白果、苦瓜、茶叶、猪肝、芹菜、莲子心、咖啡、啤酒、莴笋叶等	入心，具有清热泻火、泻下降逆、燥湿的功效，适合热病烦渴、中暑、患有疮疡疖肿的人食用
辣（辛）	芋头、辣椒、白萝卜、韭菜、生姜、大蒜、葱、洋葱、胡椒、花椒、茴香、桂皮、酒等	入肺，可驱散风寒，疏通经络，促进肠胃蠕动和消化液的分泌，提高淀粉酶的活性，促进血液循环和新陈代谢
咸	青稞、豇豆、韭菜、紫菜、海带、虾皮、海蜇、海参、墨鱼、螃蟹、海虾、猪肉、鸡血、鸭肉、狗肉、猪心、猪肉等	入肾，具有补益阴血、祛痰、消肿除瘤、泻下通便、软坚散结等多种功效，适用于瘰疬、痰核、痞块、热结便秘、阴血亏虚等病症

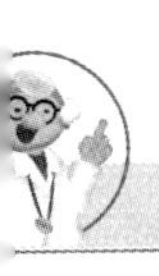

寒凉食物伤气血，女人少吃为好

炎热的夏天，喝杯冰镇可乐或吃桶冰淇淋是件多么惬意的事啊！这大概是许多年轻人都有过的切身感受。我要提醒大家的是，一次两次可以，千万不要长期如此，以免影响气血运行。中医里讲，要想使气血在体内正常循环，必须要为其提供一个温度恒定的体内环境，倘若身体突然受到冰冷刺激，气血的运行会受到影响，脏器和经络也会因受冷而收缩，健康就要亮起红灯了。以女性常见的痛经为例，有些女性20多岁的时候没出现过痛经问题，但随着年纪越大痛经问题却随之而来了，这是怎么回事呢？临床调查显示，痛经者大多有吃冷饮的习惯，而20多岁时没有出现肚子疼的症状，大多因为该年龄段气血旺盛，血液循环好，就算吃了冰凉的东西对身体的影响也不大。但女人步入30岁这一阶段后，身体各项机能开始衰退，气血循环也受到年龄的影响而变得逐渐缓慢。如果还保持经常吃冷饮的习惯，痛经问题自然会找上你。

从现代医学的角度来讲，人体对冷饮最直接的反应就是血管收缩，减少局部血液流量。而按照中医的说法是，人体赖以生存的气、血、津液能够顺畅流通，全靠体内的阳气来温煦和推动，倘若大量摄入冷饮，为了将这类食物的温度提高到人体可以接受的限度，体内的阳气必然会被消耗掉一部分，如此恶性循环下去，人体阳气亏虚，就会出现气血运行不畅、五脏六腑得不到营养补充而功能受阻，于是，各种疾病便会接踵而来。

那么，怎样才能避免受到寒冷食物的影响呢？以下两点希望对你有所帮助。

◎ 控制冷饮摄入量

夏天来了，许多人习惯在冰箱里储存各种各样的果汁、饮料。虽然这样可以补充人体必需的营养元素，但是也不要忽略冷饮对人体的负面影响。所以，我建议女性朋友，最好能控制冷饮的摄入量，实在想喝时，也不要从冰箱里拿出来便喝，最好能放置半小时后再饮用。

◎ 早餐杜绝吃冷食

早餐吃些热食物才能很好地保护胃气。这是因为早晨的时候夜里的阴气未消，大地温度尚未回升，体内的肌肉、神经、血管都处于收缩状态，此时如果摄入冷食，就会加剧血管的收缩，使血液流通不畅。

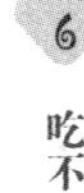

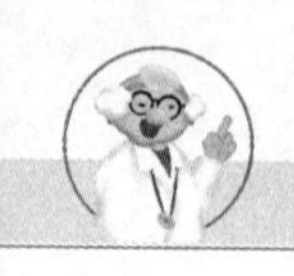

细嚼慢咽补气血

现代女性的生活和工作压力都很大，特别是那些职场、商场上的“白骨精”们，为了节约时间，吃饭都有一个通病，就是吃得太快，稍微嚼两下就咽下去了。这样吃饭确实是节约了时间，可长期如此，非常不利于女性的健康，容易导致气血不足，引起肥胖、肠胃病等问题。

补气血需细嚼慢咽

进食过程中，咀嚼是消化的第一道工序，古籍中说：“吃饭须细嚼慢咽，以津液送之，然后精味散于脾，华色充于肌。粗快则只为糟粕填塞肠胃耳。”意思是说，吃饭时一定要细嚼慢咽，让食物与消化液充分混合，这样才能更好地被脾胃消化吸收，化生成充足的气血津液，输布给全身各处，容养肌肤；而吃得过快，食物不能被彻底嚼碎，进入胃后，胃需花费大力气对食物进行再加工，久而久之，胃功能会受到影响，使食物转化成血液等养分的能力下降，人体会因缺血而使各脏器功能下降，从而出现各种疾病。

所以说，女性要想补气血，光选对食物还不够，还要细嚼慢咽，嚼得越细、越烂，越容易被脾胃吸收，化生成维持人体生命的气血。

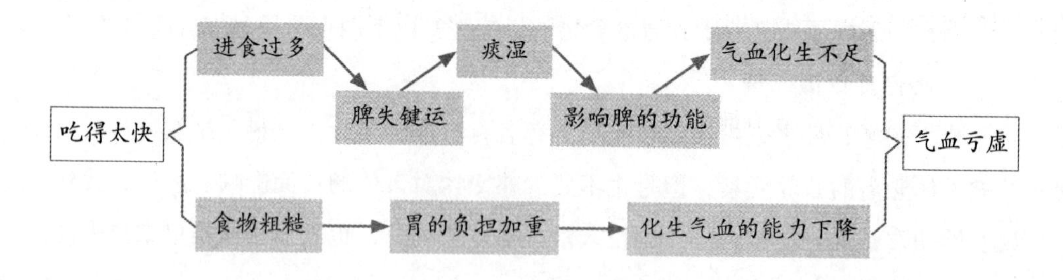

如何做到细嚼慢咽

很多人其实都知道细嚼慢咽的好处，可就是改不了，一吃饭不自觉地就快了，这怎么办呢？不必着急，我给大家介绍几个有效的小方法。

一日三餐要有规律

研究表明，三餐没有规律的人往往吃饭的速度都比较快，因为肚子太饿，想尽快填饱肚子，消除饥饿的感觉，很少有人能忍着饥饿去细嚼慢咽。所以，要想让吃饭的速度降下来，首先要让一日三餐有规律，到饭点儿就吃饭，就会避免由于肚子太饿而狼吞虎咽的事情。

每餐进食时间以20~30分钟为宜

要想细嚼慢咽地吃饭，就要给每餐都留出充裕的吃饭时间，每餐以20~30分钟为宜，因为从开始吃饭到20分钟后，大脑才会发出吃饱的信号。如果时间不够，吃得太快，等到大脑发出吃饱的信号的时候，已经吃进去很多食物了，必然会影响气血的生成。

吃饭时要坐下来，专心吃

经常在大街上看到一些上班族，一边走路一边吃饭，为了尽快吃完，必定是狼吞虎咽的，这样虽然节省了时间，却不利于消化、吸收，容易使胃肠功能受损。而且马路上车来车往，还会吃进很多细菌、灰尘、汽车尾气，很不卫生。

还有很多人喜欢边吃饭边看书、读报、看电视、玩手机、说笑聊天，或者工作，这样吃饭，一方面不能品尝食物的美味，另一方面也会让人在不知不觉中吃过多、过快。所以，这些都不是好习惯，吃饭时最好坐下来，专心地吃，不去做其他的事情，把注意力都放在咀嚼上，吃饭的速度也就慢慢降下来了。

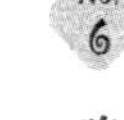

每一口食物咀嚼20~30下

细嚼慢咽说起来容易，可是真正做起来的时候却一点都不容易，所以，建议大家在开始练习细嚼慢咽的时候，一边嚼一边数，保证每一口食物都要咀嚼20~30下，当然，开始未必能达到每口食物都咀嚼20下以上，但只要耐心，循序渐进，慢慢养成习惯就好了。

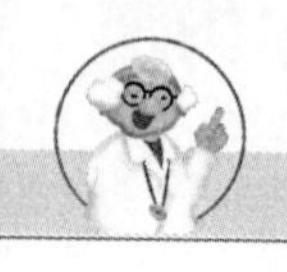

补气养血，吃好主食很重要

主食，就是指传统餐桌上的主要食物，是相对副食品而言的，主要包括米、面、杂粮、薯类等。这些食物都有一个共同点，就是富含碳水化合物，一般占食物重量的七八成，也因此成为人们日常所需能量的主要来源。通俗地讲，就是吃了主食能让我们有劲儿工作和学习。所以，女性要想补气养血，吃好主食很重要。

不吃主食是补气养血的大敌

现代社会以瘦为美，所以很多女孩子时常把减肥挂在嘴边，更是为了减肥，不吃主食只吃蔬菜和水果。这样做短时间可能会瘦下来，可健康状态却会大打折扣，尤其对气血损害严重。

早在两千多年前，《黄帝内经》就指出："五谷为养，五果为助，五畜为益，五菜为充。"认为五谷可以养五脏之真气，是养生的根本。我们讲过，气血主要来源于饮食中的水谷精微，如果经常不吃主食，水谷精微便无从摄取，气血生化将受阻，身体各脏器功能降低，久而久之，会出现面色苍白或晦黯，乏力，月经失调、月经量少或闭经，免疫力降低等症状。

所以，我建议无论是有减肥需求的爱美人士，还是素食者，都不要忽视主食对人体气血生成的重要作用，最好能在保持健康的基础上，达到各自的目的。

补气养血一点通

每天吃多少主食最合宜

《中国居民膳食指南（2016）》建议，健康成人每天摄入谷薯类食物250~400克，其中全谷物和杂豆50~150克，薯类50~100克；有胃肠疾病的患者以及肠胃消化功能较弱的老年人、儿童应酌情减少粗粮和杂粮的摄入量。注意：250克~400克是指干重，是一天需要摄入的谷物的总量，而且建议最好是三餐都平均食用一些，不要一餐吃很多，其余时候不吃。

主食粗细搭配更科学

现在许多人的身体呈现亚健康状态，很可能是因为吃的太好、太精了，少了五谷杂粮的滋养，影响了体内气血的生成，性情、容颜也都会受到影响。所以，建议大家把粗粮和细粮搭配起来吃，而且一定要有一个合理的比例。中国营养学会推荐的健康成年人每天粗粮的摄入量是50克，当然，大家也可以根据个人的情况适当调整，一般保持在30~60克为宜，占每天总主食量的1/3左右，最多不宜超过总主食量的50%。幼儿和老年人消化能力较弱，要少吃粗粮，每周吃粗粮不超过2次，幼儿每次不超过25克，老年人每次不超过50克，并且最好“粗粮细做”，以帮助消化吸收。总之，对于粗粮，我们应做到常吃而不是多吃，粗细合理搭配，才是科学补气养血的饮食原则。

这里，为大家推荐几款健康美味、补气养血的主食，闲暇之余不妨亲自动手一试。

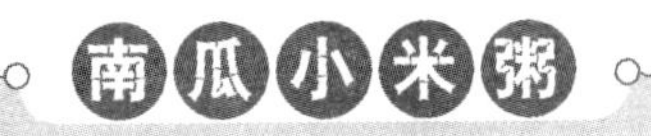

原料：南瓜300克，小米100克。

做法：

1. 南瓜洗净，切开去子，再切成小块。
2. 小米淘洗干净，与南瓜块一起放入锅中，加水煮成粥即可。

功效：补中益气，健脾益胃。

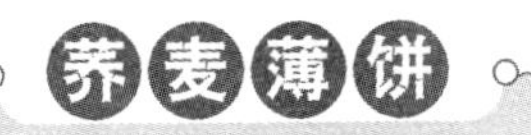

原料：低筋面粉50克，甜荞麦粉100克，牛奶220毫升，植物油、盐各少量。

做法：

1. 低筋面粉过筛后同荞麦粉一起混匀，倒入牛奶、盐，用勺子搅拌成糊状。
2. 平底锅放少许植物油，油热后舀两大勺面糊放入平底锅，将面糊摊成圆饼状，双面煎熟即成。

功效：健脾补虚，尤其适宜久病体虚、气血不足、营养不良的人调养食用。

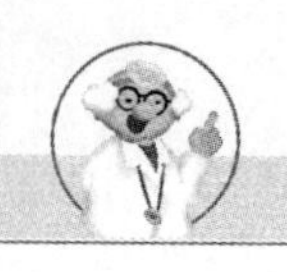

吃好早餐才更健康

早餐是开启一天能量来源、极其重要的一餐，可早餐也是最容易被忽略的一餐，不吃早餐的人大有人在，还有些人虽然吃早餐，可吃得匆匆忙忙、马马虎虎。岂不知长期如此，健康必大受影响。

吃好早餐脏腑安

有些人可能会问："医生，我已经好几年都没吃过早餐了，我不是好好的吗？"有这样疑问的人不在少数，但如果你能清楚地知道早餐是为谁而吃，就会认同我这一说法了。

◎ 为肝而吃。

中医常讲"肝主升发"，早晨是肝气最旺盛的时候，也是人体最有活力的时刻，如果不吃早餐，肝气升发得不到气血的支持，久而久之会出现肝气不足的问题。肝气虚弱的相关症状，如男性早泄、女性月经失调等就会频频光顾。

◎ 为胆而吃。

中医常讲"肝胆相照"。上面我们已经说过了，不吃早餐会造成肝气不足，肝虚则胆旺，致使炎症四起，胆囊炎之类的疾病便油然而生了。

◎ 为胃而吃。

早上的7点～9点是胃经当值的时间，经过一夜的消耗，胃早就需要营养的补充了。如果这时不吃早餐的话，胃经当值时无事可做，就会分泌过多的胃酸，长此以往胃病就会登门造访了。另外没有食物供应，脾胃气血生化受阻，各个脏腑得不到营养滋补，功能也会因此受到影响。有人担心吃早餐会长胖，这一点你大可放心，早上阳气旺盛，脾胃的运化功能最强，就算吃下再多的热量，身体也能完全消耗掉，不会转化成脂肪堆积在体内。

看到这里，不习惯吃早餐的你是不是觉得有所警醒了呢？那就从现在开始，改掉不吃早餐的坏习惯吧！

高质量早餐的营养搭配

早餐吃得好，身体才能获得足够的能量和营养，来满足上午的活动需要。所以，营养充足的早餐应包括丰富的优质蛋白质、各种矿物质和维生素，这些营养物质主要来源于三类食物。

第一类：谷薯类，如面包、馒头、花卷、豆包、米粥、面条、麦片、包子、馄饨等。这类食物富含碳水化合物，是大脑所需能源最直接、最快捷的供应者，所以谷薯类食物是营养早餐必不可少的。

第二类：肉蛋奶豆类，如火腿、肉类、鸡蛋、咸鸭蛋、牛奶、酸奶、豆浆、豆腐等。这类食物都富含优质蛋白质，以及脂肪、钙、铁等营养素，尤其是奶类可以同时提供蛋白质和钙，豆浆则是非常适合东方女性的早餐饮品，比牛奶更易吸收。

第三类：新鲜蔬菜和水果，它们富含多种维生素和矿物质，在维持人体健康方面至关重要。另外，餐前吃水果具有刺激食欲的作用，同时可促进肠道蠕动及维持体内酸碱平衡。

补气养血一点通

这五种早餐要少吃

1.汉堡、炸鸡翅等速食早餐：这类食物高脂肪、高热量，容易导致营养过剩和肥胖。

2.豆浆加油条：这恐怕是很多人的早餐选择，但油条在高温油炸过程中，营养素被破坏，对人体健康不利，油脂、热量也偏高，早上进食不易消化。再加上豆浆属于中脂性食品，这种早餐组合的油脂量明显超标，不宜长期食用，一般以每星期不超过2次为宜。

3.“回锅”早餐：剩饭菜经过隔夜之后，蔬菜可能会产生有害物质亚硝酸盐。所以，建议大家早餐要尽量吃新鲜的食物。

4.零食早餐：饼干、巧克力等零食既不利消化，也缺乏营养。

5.蔬果早餐：不吃主食，只吃蔬菜、水果的早餐，缺少足够的能量，会造成营养不良。

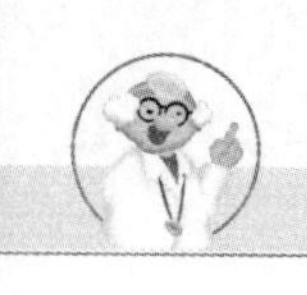

不要过度迷信保健品

目前，保健品市场的热闹程度可以用“门庭若市”来形容，电视、电脑、广播等各种媒体上的广告铺天盖地。记得有一次，我去某市出差，刚好路过一个保健品专卖店，从很远就可以看见店外排成的长龙。在好奇心的驱使下，我也排起了队伍。站在我前面的是一个60多岁的老人家，我向这位老者打听了一下情况，原来，这家店是专门经营补养气血类保健品的。我问这位老者有什么不适症状，老人家也没说出个子丑寅卯，只说了一句话“反正保健品吃吃无害，吃点就当增强体质吧！”看到老人家那副认真劲儿，我也不好再多说什么。

当然，我不否定保健品的保健价值，但我要提醒大家，保健品不是万能的，也并不是所有的保健品都适合你，必须根据自己的体质、状态选择适合的保健品。另外，市场上不乏打着保健品的旗号，进行诈骗的不法商贩，他们在暴利的趋势下，将一些假冒伪劣的保健品大量流入市场，消费者在选购时还需睁大眼睛仔细辨识。

另外，保健品不可随意乱补，否则很可能弄巧成拙。比如有些女性为了维持美丽的外表，就盲目服用有延缓衰老、推迟更年期作用的保健品，而这类保健品中起作用的主要是激素成分。可激素就像一把双刃剑，在延缓衰老的同时，还可能使乳腺管上皮细胞增生，甚至诱发癌症。一项数据显示，全世界每年约有120万女性患上乳腺癌，虽然引发乳腺癌的原因众多，但归根结底是人体内的雌激素作怪。由此可见，服用保健品是福也是祸。

还有些保健品中含有中药成分，必须根据个人情况适当服用才能达到最佳效果，盲目乱吃只会加重不适，甚至诱发更严重的后果。从中医角度而言，服用中药需根据个体差异辨证论治。中医理论强调“虚者补之、实者泻之”“热者寒之、寒者热之”。由此也可以证明保健品不可随意乱吃，必须搞清楚自己的实际情况才能按需服用。

对于处于特殊阶段的人，在服用保健品上更有讲究。比如，妊娠期间的女性，不宜服用含有人参、鹿茸的中药型保健品；产后则不宜服用含有生地、珍珠粉成分的寒凉性保健品；女性在月经期间也不宜服用含有中药成分的保健品，以免因进补不当影响体内经血的正常排出。

糯米

中医认为，糯米味甘、性温，归脾、胃、肺经，能够健脾暖胃、补益中气、止虚汗，主治脾胃虚寒所致的反胃、食欲减少、腹胀腹泻和气虚引起的汗虚、气短无力、妊娠腹坠胀等病症。糯米口感香糯黏滑，不仅营养滋补，而且极易消化吸收，能和缓地补养人体正气，是常用的补气佳品。

【食用方法】可煮粥、酿酒，磨成粉后可制成年糕、元宵、火烧等风味小吃。

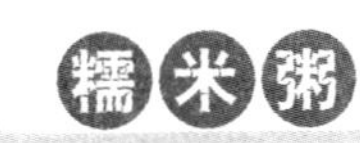

原料：糯米100克，白砂糖适量。

做法：将糯米淘洗干净后放入锅中，加入足量清水煮为稀粥，喜好吃甜食者，可根据个人口味加入适量白砂糖。

注意：糯米黏性较大，脾胃运化起来有困难，所以一次不宜多吃。

山药

中医认为，山药性平，味甘，归脾、肺、肾经，能同时补益脾、肺、肾三脏之气阴，是气阴双补的佳品，特别适宜病后虚弱、食少体倦、泄泻、肺虚、痰嗽、久咳、慢性肾炎等患者食用。

【食用方法】煲汤、做菜、煮粥，也可磨粉做各种小点心，还可以制成糖葫芦之类的小吃。

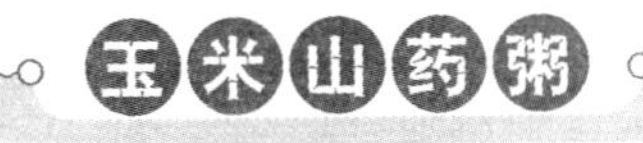

原料：山药粉、玉米粉各15克，大米100克。

做法：将大米淘洗干净，下锅，加入适量清水煮粥，待粥将熟时把玉米粉、山药粉用冷水调和，倒入锅中，续煮片刻即可。

注意：山药具有收敛作用，阴虚、有实邪或者便秘的人要少吃或不吃。

红薯

中医认为，红薯味甘，性平，归脾、肾经，属于药食两用的保健食品。《本草纲目拾遗》认为，红薯有“补虚乏，益气力，健脾胃，强肾阴”的功效。尤其对于脾气虚弱、容易便秘的朋友来说，红薯绝对可称得上是上上之选。

【食用方法】直接蒸、煮、烤、炸；也可与米、面搭配煮粥，做糕点；又可作为菜品食用；还可以用红薯酿酒。

红薯小米粥

原料：红薯300克，小米100克。

做法：红薯去皮，洗净，切小块；小米淘洗干净，与红薯块一起放入锅中，加入适量清水煮成粥即可。

注意：红薯中含有“气化酶”，易造成肠道气机壅滞，所以一次不宜吃得过多，胃胀、胃溃疡、胃酸过多、腹痛及糖尿病患者更不宜多食。

牛肉

中医认为，牛肉性平、味甘，归脾、胃经，专补脾胃之气，对脾胃虚弱、气血两亏、体倦乏力、久病体虚的人有很好的调养作用。值得一提的是，黄牛的肉补气效果最佳，功效堪比黄芪。

【食用方法】煎、炒、烹、炸、炖均可，特别是在炖牛肉时放入山药、莲子、大枣等，补脾益气的效果更佳。

枸杞牛肉粥

原料：牛肉150克，枸杞20克，大米100克，姜末、油、盐各适量。

做法：牛肉洗净，剁成肉末；枸杞、大米洗净，三者同煮粥。粥熟时加姜末、油、盐调味即可。

功效：健脾强胃、补中益气、强筋健骨。适用于病后气血两亏者。

注意：高胆固醇、高脂肪、老年人、儿童、消化力弱的人不宜多食。

蜂蜜

中医认为，蜂蜜味甘、性平，归脾、胃、肺、大肠经，《本草纲目》中说其可“和营卫、润脏腑，通三焦，调脾胃”。尤其可以补益脾气和肺气。如果蜜源是有补气作用的植物，如黄芪蜜、党参蜜、枸杞蜜等，那么此种蜂蜜补气的作用会更胜一筹。女性常吃蜂蜜，还可以起到美容养颜的功效。

【食用方法】用温水冲调后饮用，也可与其他食物搭配煮粥、煲汤、炖羹，做蜂蜜茶或果汁，做蛋糕或饼干等。

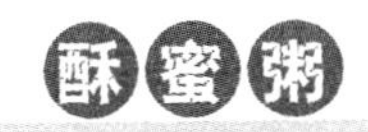

原料：酥油30克，蜂蜜15克，大米60克。

做法：大米洗净，用常法煮粥，煮沸后，加入酥油，继续煮至米烂粥稠，最后加入蜂蜜调味即可。

注意：糖尿病、痛风患者及婴儿忌食蜂蜜。

泥鳅

俗语说得好：“天上的斑鸠，地下的泥鳅”。意思是说，二者都具备很高的营养价值，都是极其难得的美味。中医认为，泥鳅味甘、性平，归脾、肺经，具有补中益气、利水祛湿的功效。从营养学角度来分析泥鳅，其蛋白质含量较高，胆固醇、脂肪含量较低，非常适合老年人食用。

【食用方法】红烧、煮汤、干锅、煎、炸等，若与大枣、黄芪一起炖食，补脾益气、补肝养血的作用能发挥到极致。

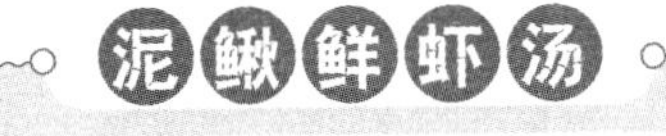

原料：泥鳅400克，鲜虾250克。

做法：泥鳅、鲜虾去肠杂，一同煮汤，用盐、味精、大蒜共焖，调味食用。

功效：健脾补肾，适用于阳痿患者。

注意：阴虚火盛者忌食。

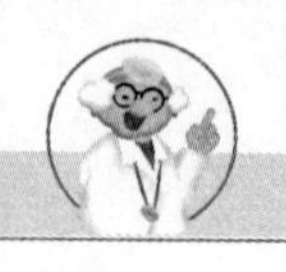

补血6大明星食物

黑芝麻

黑芝麻是家家户户必备的五谷杂粮之一，不仅好吃，营养价值也十分丰富。从中医角度来讲，黑芝麻味甘、性平，归肝、脾、肾经，具有补血明目、祛风润肠、生津养发、补肝肾、通乳的功效。

【食用方法】煮粥，炒熟后研碎食用，或者做菜肴、糕点、烧饼等的食品配料。

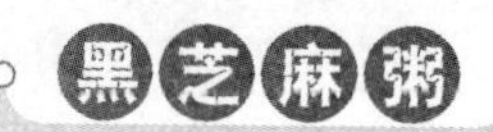

原料：黑芝麻10克，大米50克。

做法：黑芝麻放入炒锅中，不加油炒熟，打碎，备用；大米淘洗干净，放入锅中，加入适量清水熬煮成粥，粥熟后放入黑芝麻碎，搅匀后即可食用。

功效：补肝肾，益精血，乌发，润肠。

注意：黑芝麻中油脂含量较高，故血脂较高、脾虚便稀或遗精滑泄者忌食。

乌鸡

中医认为，乌鸡味甘、性平，归肝、脾、肾经。乌鸡与一般的家鸡不同，家鸡中公鸡补阴，母鸡补血，而乌鸡的补血功效比母鸡更胜一筹。这一点在中医典籍《本草经疏》中就有记载：“乌骨鸡补血益阴，则虚劳羸弱可除。”体虚血亏、肝肾不足、脾胃虚弱的女性常食乌鸡，可起到滋补肝肾、养血益精的功效。

【食用方法】煲汤最好，可搭配其他补气养血的食材与药材。

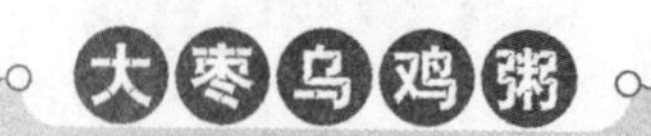

原料：乌鸡1只，大枣15枚，大米100克，盐适量。

做法：将乌鸡处理干净，切成块；大枣、大米洗后一同入锅，加入适量清水，再加入鸡肉块，大火烧开，改用小火煮成粥，食用前加盐调味即可。

注意：感冒发热、咳嗽多痰、体胖及严重皮肤病患者忌食。

大枣

大枣口感香甜，价格便宜，是不可多得的补血美食。中医认为，大枣味甘、性温，归脾、胃经，具有补益脾胃、养血安神作用。脾胃虚弱、食少便稀、疲乏无力者不妨吃些大枣。不过，大枣含糖量较高，过量食用会导致发胖。鲜大枣摄入太多，还会出现腹部胀气等不适症状。

【食用方法】直接食用，泡茶，蒸，煮粥，煲汤，做点心，可与鸡肉、龙眼、银耳、山药等搭配食用，补气养血的效果更佳。

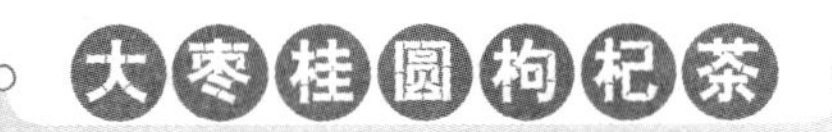

原料：大枣、桂圆各6枚，枸杞少许。

做法：将枸杞、大枣和桂圆一起放入杯中，用开水冲泡，加盖闷5~10分钟即可。

功效：补气血、明目，特别适合长期在电脑前的工作狂们。

桂圆肉

桂圆，入口香甜、软糯，营养价值极高，被誉为“南国人参”。中医认为，桂圆肉性平，味甘，归心、脾经，有益心脾、补血气的作用。对气血不足、心血亏虚、心悸失眠有非常好的疗效。

【食用方法】直接食用，入菜，煲汤，煮粥；与酸枣仁、生姜、莲子、芡实、大枣等搭配食用补气养血效果更佳。

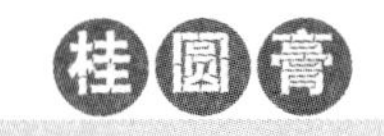

原料：桂圆肉、白糖各500克。

做法：先把桂圆肉捣烂，跟白糖搅拌均匀，隔水蒸熟，蒸成膏状。

用法：早晚服用1小勺，用温开水送服。

功效：滋补心血，适用于记忆力减退、睡眠不佳者等心血不足的患者。

注意：内有痰火或阴虚火旺、湿滞停饮、糖尿病、风寒感冒、消化不良等患者均应忌食；孕妇不宜多食。

红糖

中医典籍《本草纲目》记载：砂糖能和脾缓肝，补血，活血，通瘀以及排恶露。这里所说的砂糖，即指红糖。基于此，在我国北方地区，女性产后大多以红糖水补养身体，有些有痛经问题的女性朋友，在行经期间也以红糖来缓解不适症状。红糖是未经精炼的粗糖，保留了较多维生素和矿物质，所以不仅女性适宜食用，年老体弱、大病初愈的老年人也可以吃。

【食用方法】冲水，泡茶，煮汤，做点心等。

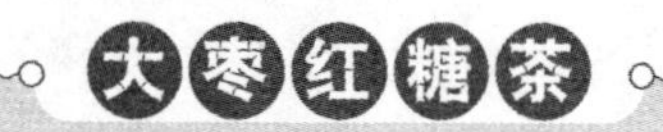

原料：大枣10枚，红糖适量，红茶少许。

做法：将大枣洗净，加水煮至大枣软烂，加红糖，再兑入少许红茶，搅匀后即可关火。

注意：糖尿病患者忌食。

猪肝

在肉类食物中，猪肝是最理想的补血食物。猪肝含有丰富的铁、磷，是造血不可缺少的原料。中医认为，猪肝味甘、苦，性温，归肝经，具有养肝明目、补气养血的功效，主治肝血不足所致的视物模糊不清、夜盲、眼干燥症、血虚萎黄等。

【食用方法】炒菜、煮食、煲汤。

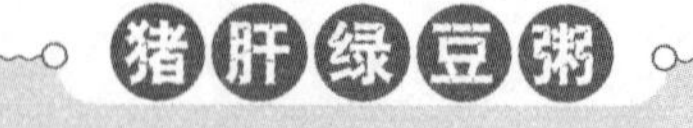

原料：新鲜猪肝、大米各100克，绿豆60克，盐少许。

做法：将绿豆洗净后浸泡2小时；大米淘洗干净；猪肝洗净，去筋膜，切成细条；将泡好的绿豆和大米一起放入锅中，加水煮粥，煮至八成熟时，放入猪肝，煮熟后加盐调味即可。

功效：补肝清热、养血明目、美容润肤。贫血、视力减退、爱喝酒者及常在电脑前工作者宜常食。

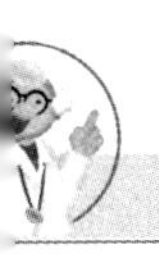

补气6种常见中药材

人参

中医认为，人参为补气药之首，性温，味甘、微苦，具有大补元气、补脾益肺、摄血固脱、生津止渴、延年益寿的作用。不过，人参的种类较多，虽然都具有补气作用，但功效却不尽相同，比如野生人参药力强而猛，多为急救所用，适用于因大汗、大失血、重病或久病等所致的脉搏微弱、气虚神衰等病症；移山参则作用较弱，适用于气阴双亏者。所以，最好遵医嘱食用。

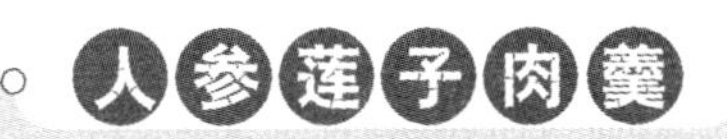

原料：人参3克，去心莲子肉10颗，冰糖适量。

做法：将三者一起放入碗中，隔水炖1小时左右。每日1剂，佐餐食用即可。

功效：补脾气、定神志、抗衰老、止汗固精，对自汗、夜尿、失眠效用甚佳。

注意：实证、热证者禁服；孕妇、小儿不宜服用。

西洋参

西洋参又叫做花旗参，性凉，味甘、微苦，入肺、心、脾经，故善补心肺之气、养心脾之血，对于心脾气虚引起的精神不振、心烦气躁、心悸失眠、四肢乏力、消化不良、口渴等症均有益。与人参相比，西洋参补气功效稍弱，却长于养阴、清火，是气阴双补的上品。

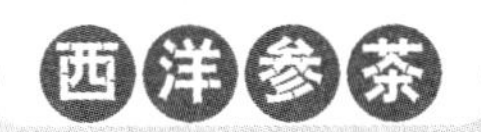

原料：西洋参1～2克。

做法：将西洋参放入杯中，用开水冲泡即可，代茶饮。

功效：补气养阴。

注意：脾阳虚衰、寒湿、实证、火郁证者忌服。

党参

作为补气药，党参因物美价廉而更为常用。党参性平、味甘，归脾、肺经，和人参的功效近似，只是药力更和缓些，于补气方面更偏于补脾肺之气，对于脾气不足所引起的体虚、倦怠、食少、便溏以及肺气亏虚所引起的久咳不止、气短心悸、自汗盗汗等病症有较好的疗效。临床上，常与黄芪、白术、山药等配伍使用。

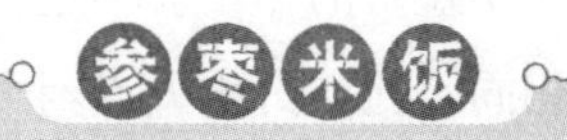

原料：党参10克，大枣10枚，糯米150克，白糖适量。

做法：将党参、大枣洗净，放入锅中加水煎煮20分钟；将糯米淘洗干净，上锅隔水蒸熟后反扣于碗中，再把煎好的党参、大枣及其汁液浇在糯米饭上，放入白糖调味即可。

功效：补脾益气、养血安神。适用于脾虚气弱、食欲不振、倦怠乏力、心悸失眠等病症。

注意：气滞、火盛、实证、热证禁服。

黄芪

《神农本草经》中将黄芪列为补气上品，其性微温、味甘，归脾、肺经，药性较强，善治脾气不足、脾虚引起的中气不足等，能有效缓解脾气虚弱引起的精神疲倦、全身乏力、食少便溏等病症；还善走肺经，可补益肺气，治疗自汗、反复感冒、气短乏力、懒言、咳喘、胸闷等病症。此外，黄芪在补气的同时，还可生血、摄血，尤其适用于血虚证或有慢性出血的患者。

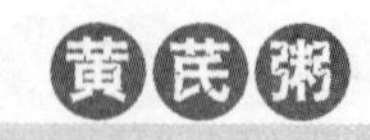

原料：黄芪10克，大米100克。

做法：先将黄芪水煎取汁；大米洗净，放入药汁中煮成粥即可。

功效：补气、养肺、和中，对于身体虚弱、自汗、反复感冒、咳嗽、气喘、气短乏力等均有益。

注意：胸闷胃满、气实多怒者不可食用黄芪。

白术

中医认为，白术味苦、甘，性温，归脾、胃经，具有益气健脾、润燥和中、燥湿利水、止汗、安胎等功效，《本草通玄》中说：“白术，补脾胃之药，更无出其右者。”可见，白术确是补气佳品，可有效改善脾胃虚弱所致的食欲不振、腹胀、大便不成形、四肢乏力等病症。

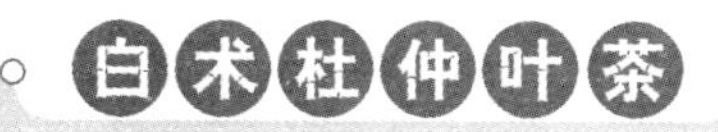

原料：白术15克，杜仲叶5克，绿茶适量。

做法：将白术、杜仲叶倒入砂锅中，加入适量水，煮10分钟左右，再加入绿茶稍冲泡。温服，每日1剂，分3次服完。

功效：健脾补肾，善治脾虚、肾虚引起的不适症状。

注意：阴虚内热、胃胀腹胀、气滞饱闷者忌食。

茯苓

中医认为，茯苓性平，味甘、淡，归心、脾、肺经，能健脾渗湿、益智安神。茯苓药性强但不猛烈，既能扶正，又可祛邪，被古人称为“上品仙药”，主治脾虚食少、水肿、呕逆、泄泻、心悸失眠、健忘、小便不利、痰饮咳逆、遗精等病症，女性常服还有滋润皮肤、美容养颜的作用。

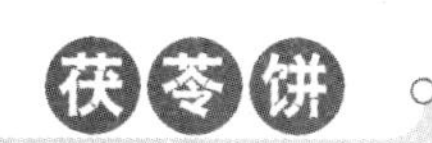

原料：茯苓250克，大米500克，白糖适量。

做法：将茯苓研磨成细粉末，过筛；大米洗净，晾干，研磨成细粉末，也过筛。将茯苓粉、大米粉一起倒入大盆中，加入适量水、白糖拌匀，调成糊状。热油锅，倒入大米茯苓糊，以小火摊成薄饼即可。当作点心空腹食用，连服7日。

功效：健脾益气、宁心安神，适用于老年人及更年期女性，善治大便溏稀、食少纳差、气虚水肿、心神不安、心烦气躁等不适。

注意：阴虚无湿热者忌食；虚寒滑精、气虚下陷者慎食。

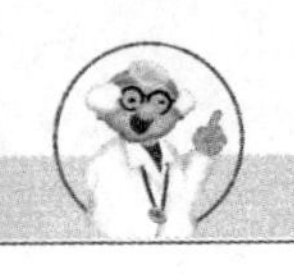

补血6种常见中药材

当归

中医认为，当归味甘而重，故专能补血，其气轻而辛，故又能行血，补中有动，行中有补，为血中之要药。因而，它既能补血，又能活血，既可通经，又能活络。对月经失调、痛经、闭经、面色萎黄、贫血、子宫出血、产后瘀血等常见妇科疾病有较好的治疗作用。

当归大枣粥

原料：当归15克，去核大枣10颗，大米50克，白糖适量。

做法：将当归切片，放入砂锅中，先用温水浸泡，再煎煮，滤渣取汁；加入大米、大枣以及适量清水熬煮，待米烂粥稠时加入白糖调味即可。

功效：养血调经、活血、润肠，适宜血虚肠燥、血瘀、脾胃虚寒者调养食用。

注意：内热出血者忌食，湿盛中满、腹泻者及孕妇慎用。

阿胶

我们日常食用的阿胶，其实就是马科动物驴的皮去毛后熬制而成的胶块。中医认为，阿胶性平，味甘，归肝、肾经，能补血滋阴、润燥、止血及安胎，适用于阴血不足导致的虚劳眩晕、心悸心烦及失眠多梦。而且，阿胶比较黏腻，凝血固络功效较强，适用于一切血证。

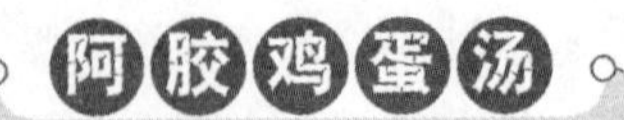

原料：阿胶10克，鸡蛋1个，盐适量。

做法：阿胶用1碗水烊化；鸡蛋打入碗中，调匀后倒入阿胶液中煮成蛋花，煮熟后用盐调味即可。

功效：补血滋阴，适用于阴血不足、胎动不安、烦躁不宁者。

注意：消化功能不佳、脾胃虚弱或呕吐泄泻者忌食。

白芍

中医认为，白芍性微寒，味苦酸，入肝脾经，具有养血柔肝、补血调经、敛阴止汗、缓急止痛等功效。因其入肝脾经，故为保肝之圣药，适用于肝旺血虚导致的月经失调、痛经、崩漏带下。又因其可敛阴止汗，因此能治疗营阴不固导致的虚汗不止、夜寐盗汗等病症。

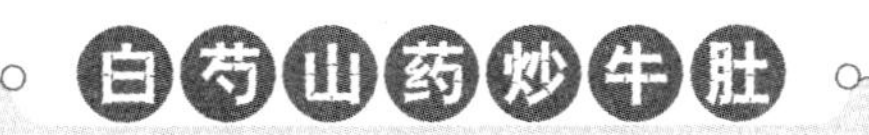

原料：白芍10克，山药50克，牛肚250克，葱段、姜片、盐、老抽、白糖各适量，水淀粉少许。

做法：先将白芍洗净，山药切滚刀块后入沸水中氽烫，牛肚切条后蒸煮至软；锅内爆香葱段、姜片，放入牛肚、山药、白芍翻炒，再调入盐、白糖、老抽拌匀，将收汤汁时加入水淀粉勾芡即可。

功效：养血、益气、开胃、健脾，适宜食欲不振、胃脘胀满、气虚两虚者食用。

注意：阳衰虚寒、湿滞中焦、腹痛腹泻者忌食。

枸杞子

中医认为，枸杞子性热味甘，归肝、肾经，具有滋补肝肾、益精生血、明目、抗衰等多种保健功效，早在《神农本草经》中就被列为上品，因其有延衰抗老的功效，又名“却老子”。常用于血虚萎黄、目昏不明、虚劳精亏、内热消渴、眩晕耳鸣等症。日常食用时，既可以用枸杞子泡茶、泡酒，也可以用来煲汤、煮粥，是药食两用的滋补佳品。

原料：枸杞子、桂圆肉各10克，鸡蛋1只，冰糖适量。

做法：将枸杞子、桂圆肉洗净，一同放入砂锅，加入适量清水，大火煮沸后，转小火熬煮15分钟；鸡蛋打入碗中，搅拌均匀后倒入枸杞桂圆汤中，调入适量冰糖调味即可食用。

功效：滋阴养血、补肾益气。适用于虚弱、头晕目眩、贫血、早衰等症。

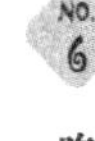

桑葚

中医认为，桑葚性凉，味甘、酸，入肝、肾经，可补肝肾之阴血，能有效改善因肝肾阴血不足引起的头晕目眩、腰膝酸软、失眠多梦、须发早白、早衰等病症，从而达到延年益寿之功。尤其适宜女性食用，若与女贞子搭配入药，可用于治疗须发早白、耳聋目昏等。

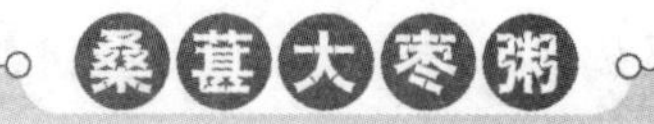

原料：桑葚20克，大枣10枚，大米100克，冰糖适量。

做法：将桑葚洗净、大枣去核；将桑葚、大枣、大米一起放入砂锅中，加适量水，大火烧开后改用小火煮半小时，加入冰糖煮至融化即可。

功效：滋阴、养血，适用于更年期的女性食用，并有一定的美容功效。

注意：脾胃虚寒、阳虚湿盛、大便溏稀及腹泻者忌食。

熟地黄

地黄因其加工方式不同，分为熟地黄和生地黄。中医认为，熟地黄性微温，味甘，归肝、肾经，具有滋阴养血、益肾生精的功效，适用于阴虚、血少、精亏之症。临床上，经常用熟地黄来治疗肝肾阴虚导致的腰膝酸软、头晕目眩、气短喘促、心慌心悸、潮热盗汗、遗精劳损等病症。

熟地黄牛肉汤

原料：熟地黄、黄芪各30克，当归15克，白芍10克，大枣10颗，牛肉500克，姜、盐各适量。

做法：将牛肉洗净、切块，入沸水汆烫；姜拍松；将除盐外的所有材料一起倒入砂锅中，加入适量清水，大火煮沸后改用小火慢炖2小时左右，加入盐调味即可。

功效：气血双补，具有强身健体、固肾益精、美容养颜的功效。

注意：脾胃虚弱、脘腹胀痛、大便溏稀、气滞痰多者忌食。

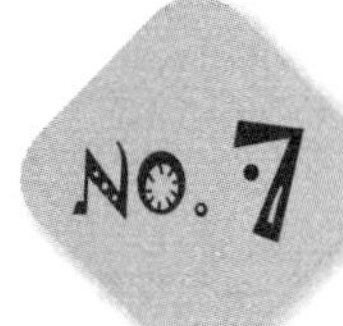

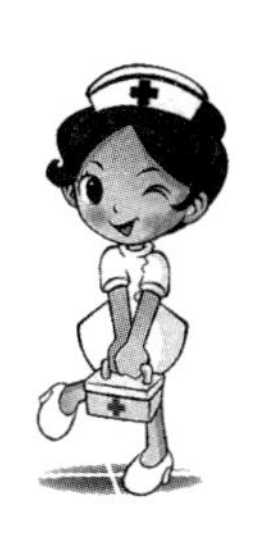

中医经络疗法养气补血效果好

《黄帝内经》中说，经络是人体五脏六腑的镜子，可以“决生死，处百病”，经络中的很多穴位都具有益气养血的功效，只要按摩得当，便有收效。此外，养生操对疏通经络、促进气血畅通效果也很好，关键是练习的方法要正确。当体内的气血充足了、通畅了，健康和美丽也会随之而来。

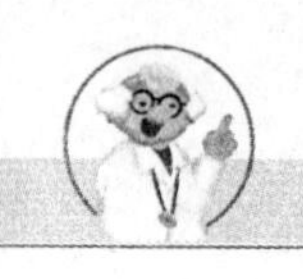

经络畅通，气血旺盛

经络，顾名思义，是由经脉和络脉组成，经脉就是干线，络脉就是旁支。人体有12条主干线（也叫做“十二正经”），还有无数条络脉，经和络纵横交错，在人体里构成了一张网，负责输送“气”（能量）、“血”（滋养物质）到全身各处。所以《黄帝内经》中说：“经脉者，内通脏腑，外络四肢百骸。”

经络使人体内外保持协调统一，构成一个有机的整体。只有经络通畅，才能使脏腑相通、阴阳交贯，内外相通，气血才能川流不息地营运于全身。一旦经络阻滞，就会影响脏腑协调，气血运行也受到阻碍，人体便会出现种种不适症状，许多“面子”问题也会纷至沓来。所以，女性要健康美丽，保持经络通畅至关重要。

补气养血一点通

认识人体的经络

1.十二经脉：即手足三阴经和手足三阳经，分别隶属于人体的十二脏腑，是经络系统的主体，亦是气血运行的主要通道。十二经脉的流注次序是：

手太阴肺经→手阳明大肠经→足阳明胃经→足太阴脾经→手少阴心经→手太阳小肠经

↑↓

足厥阴肝经←足少阳胆经←手少阳三焦经←手厥阴心包经←足少阴肾经←足太阳膀胱经

2.奇经八脉：是任脉、督脉、冲脉、带脉、阴跷脉、阳跷脉、阴维脉、阳维脉的总称。它们既不直属脏腑，又无表里配合关系，其循行别道奇行，故称奇经。主要作用是沟通十二经脉之间的联系，并对十二经气血有蓄积渗灌等调节作用。

3.十二经别：是从十二经脉别出的经脉，主要是加强十二经脉中相为表里的两经之间的联系，还由于它通达某些正经未循行到的器官与形体部位，因而能补正经之不足。

4.络脉：是经脉的分支，有别络、浮络和孙络之分，起着输布人体气血的作用。

◎别络：是较大和主要的络脉，其具有沟通表里经脉之间的联系，统率浮络、孙络，灌渗气血以濡养全身的作用。

◎孙络：即从别络分出最细小的分支，其作用同浮络一样，可输布气血，濡养全身。

◎浮络：浮行于浅表部位的络脉，其主要作用是输布气血以濡养全身。

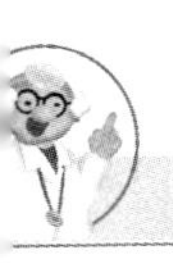

自我检测经络畅通与否

很多人都知道经络的畅通对于身体健康的意义，但怎样才能知道自己身体的经络是否畅通呢？其实，只要掌握一些简单的办法，就可以很容易地了解自身的经络状态，然后及时采取相应措施，来维持经络气血的通畅。

身上的肉是否疼痛或僵硬

用手指捏胳膊外侧的三焦经和小肠经的位置，或者大腿上的肉，如果感到非常痛，就说明经络不通。中医说“痛则不通，通则不痛”。所以，经络畅通的人几乎感觉不到痛或者只有轻微的感觉。另外，如果感觉后背像铁板一样硬，稍微捏一下就会感到尖锐的疼痛，并且常常有特别疲倦的感觉，就表明后背的膀胱经运行不畅，需要疏通一下了。

感觉过血现象是否明显

用一只手紧紧攥住另一只手的手腕1分钟，当被攥住的那只手掌逐渐从红色变成白色时，突然放开攥着的手，如果你能感觉血一直冲到了手指尖，同时手掌也会由白变红，就说明你的上肢经络是通畅的，否则，就说明经络运行不畅。检查下肢时宜平卧，请别人帮忙压住腹股沟的股动脉1分钟，然后突然松开，如果血能一下子到达足趾，就说明下肢经络畅通，否则就说明经络运行不通畅。

观察平躺时肚皮的状态

中医认为，腹部为“阴阳气血之发源”，而且腹部集中了人体很多的经络和穴位，因此，腹部的经络是否通畅非常重要。怎么判断？一是用手捏肉不痛；二是平躺时肚皮塌陷，可看到突出的肋骨（这里可不是单指那些体型很瘦的人）。如果不符合任何一点，都说明腹部经络运行不畅。

搓八髎穴足是否发热

八髎穴分布在左右两条膀胱经上，分别位于左右一、二、三、四骶后孔中，用手掌快速在八髎处摩擦，刺激膀胱经和督脉，如果经络通畅，足部会有发热的感觉，否则说明这两条经脉气血不通畅。

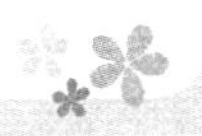

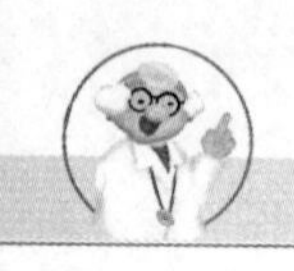

中医按摩与气血的关系

按摩虽然是一种非药物的自然疗法，但作用十分强大，对多种疾病具有治疗作用。由于本书主要是讲气血内容，在此我将针对按摩与气血的关系予以解说。

按摩过程中，按摩者会针对特定穴位运用推、拿、按、摩、揉、捏、点、拍等形式多样的手法进行治疗。按摩过程中，在各种按摩手法的刺激下会使全身肌肉放松，降低肌肉粘连性，引起血管扩张，改善血液循环，降低血液流通时的阻力，从而达到减轻心脏负荷、降低血压的作用。另外，通过刺激体表，使得刺激经过躯体神经传入脊髓，再经椎间孔到交感神经节，然后支配内脏，也可以通过刺激作用直接影响内脏功能，如通过按摩腹部调节胃肠功能。

从中医角度来讲，按摩能够达到平衡阴阳、调理脏腑、疏通经络、行气活血、温经散寒、消肿止痛、祛风除湿的效果。这一说法，与上述内容不谋而合。不过，要想使按摩的效果发挥到极致，必须依靠正确的按摩手法。

补气养血一点通

按摩的注意事项

◎ 按摩前必须熟悉各种按摩手法，做到熟练应用，这对提高按摩养质量很有帮助，也是安全按摩的前提条件。

◎ 给别人按摩时，必须保持衣着干净整齐、手部干净、指甲不可过长。

◎ 自我按摩时，可只穿着内衣，使按摩部位尽可能暴露在空气中，手部直接接触肌肤。

◎ 凡局部皮肤有破损、溃烂、骨折、结核、肿瘤等，均不适宜按摩。

◎ 必要时，可借助各种按摩工具或介质，如按摩棒、按摩油等。

◎ 一些疾病的急性发作期，如心脏病、脑血管疾病等，禁止按摩。

找准穴位的方法

一是找反应

身体有异常，穴位上便会出现各种反应，比如：

◎ 压痛：用手一压，会有痛感；

◎ 硬结：用手指触摸，有硬结；

◎ 感觉敏感：稍微一刺激，皮肤便会很痒；

◎ 色素沉淀：出现黑痣、斑点；

◎ 温度变化：和周围皮肤有温度差，比如发凉或者发烫。

在找穴位之前，先压压、捏捏皮肤看看，如果有以上反应，那就说明找对地方了。

二是记分寸

在本书中大家经常会见到某个穴位在某处几寸，这个“寸”可不是平常使用的尺子上的寸的单位，而是中医特有的长度单位。这里我介绍一种最常用的测量穴位的方法——手指同身寸。这种方法是以本人的手指为标准，进行定穴测量。

◎ 中指同身寸：以本人的中指中节屈曲时内侧两端横纹头之间作为1寸，可用于四肢部取穴的直寸和背部取穴的横寸。

◎ 拇指同身寸：以本人拇指指关节的横度作为1寸，适用于四肢的直寸取穴。

◎ 横指同身寸：又名“一夫法”，是将本人的食指、中指、无名指和小指并拢，以中指中节横纹处为准，四指测量为3寸。

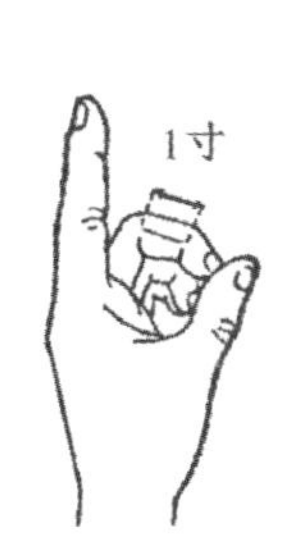

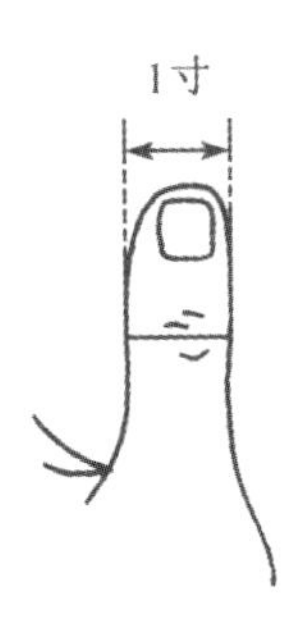

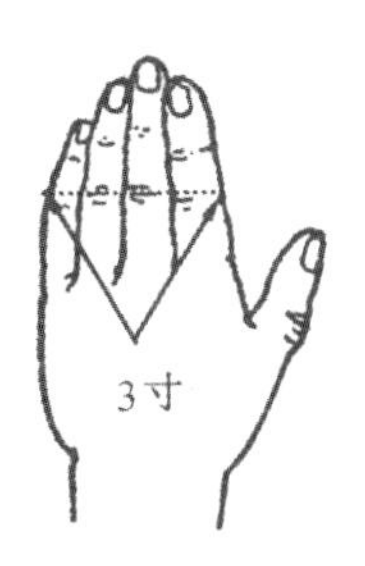

按摩需掌握的正确手法

中医穴位按摩的手法很多，每种方法的动作要领都不尽相同，大家可以根据自己的习惯进行选择，另外也可以结合两种以上的手法对穴位处进行配合按摩，可以达到更好的保健效果。

叩法

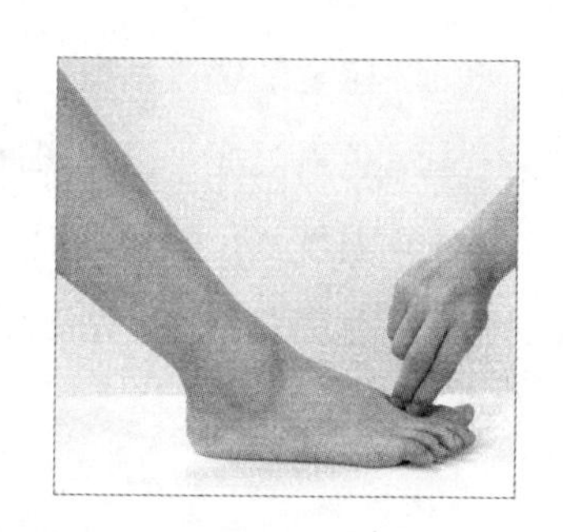

即以食指叩法和撮指叩法两种。

【手法要领】食指叩法拇指与食指指腹相对，中指指腹放在食指指甲上，三指合并捏紧，食指指端略突出，利用腕力上下动作使食指指端进行点叩，适用于足部各个谢伟和反射区。撮指叩法，手指微屈，五指端捏在一起，形如梅花状，利用腕部弹力上下动作使指端进行点叩。在使用叩法按摩过程中，应以腕部为支点，且用力要均匀。

掐法

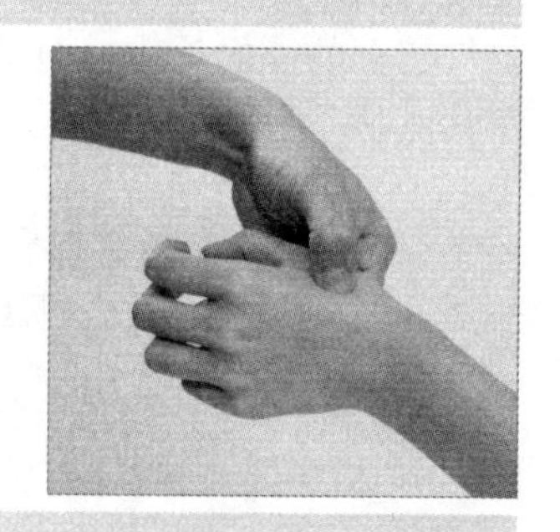

即用拇指指甲端重按穴位，是手部按摩手法中刺激最强的一种方法。

【手法要领】在穴位或反射区重按时，时间要短，防止掐破皮肤。

摇转法

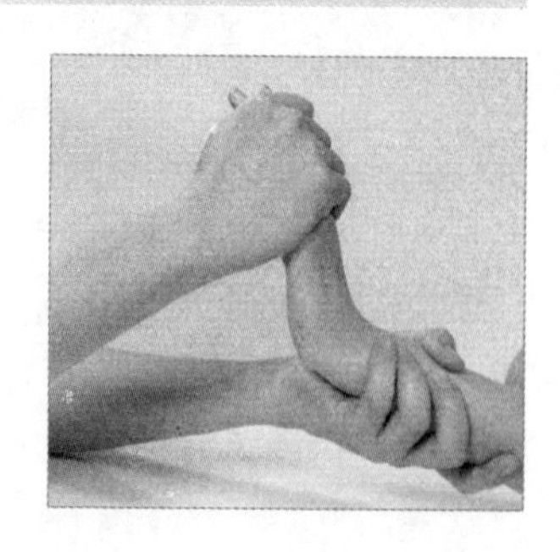

即使手部指关节、手腕关节做被动均匀的环形动作的方法。

【手法要领】在操作过程中，双手需同时进行，一手固定一手操作，切忌突然单手用力，防止损伤关节。

推法

即以指掌、掌根、单指、大小鱼际或肘部着力于一定部位，进行单方向的直线推动，适用于经络或穴位按摩。

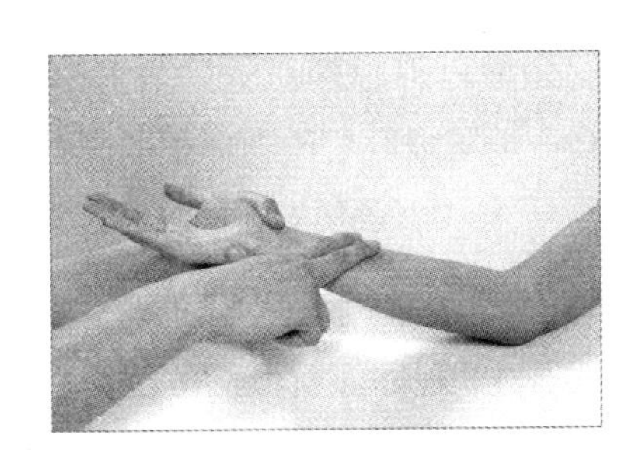

【手法要领】推动时用力要沉稳、速度要缓慢；着力部位要紧贴皮肤。

摩法

即以食指、中指、无名指、小指螺纹面或以手掌附着在按摩部位上，做有规律的环状抚摸动作，称为摩法。

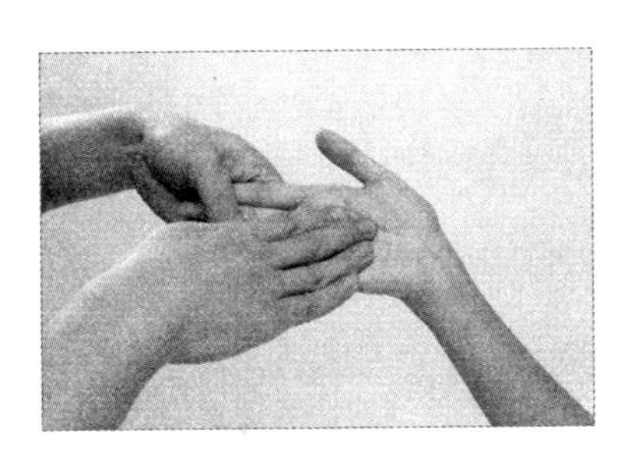

【手法要领】上肢及腕部放松，轻放于按摩部位处，不可过于用力按压；以前臂带动腕部及着力部位做环形按摩动作，动作需缓慢和谐，用力宜轻不宜重。

点法

即以指尖着力按压于人体的穴位，称为点法或点穴。

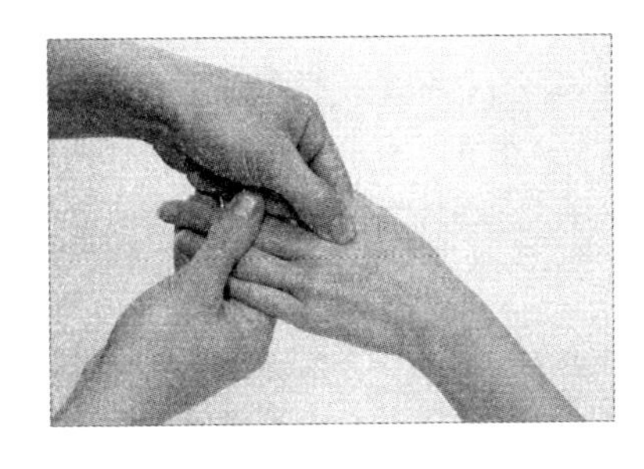

【手法要领】无论选择拇指、食指还是中指，手指都需要保持一定姿势，避免在按压过程中，手指过度伸直或弯曲造成手指损伤；该法既可瞬间用力作用于某一穴位，也可在某一穴位上逐渐加大力度。

捻法

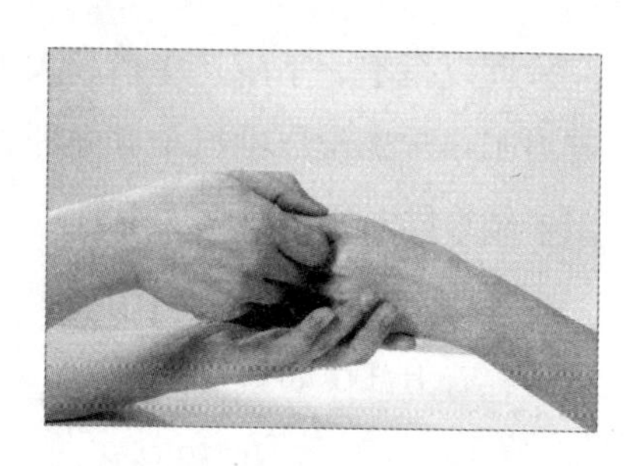

即以拇指螺纹面及食指桡侧夹住按摩部位，上下或左右捻动。

【手法要领】捻的动作要快，移动要慢；捻动时以食指动作为主，拇指动作为辅；动作要有连贯性，不可断断续续。

按法

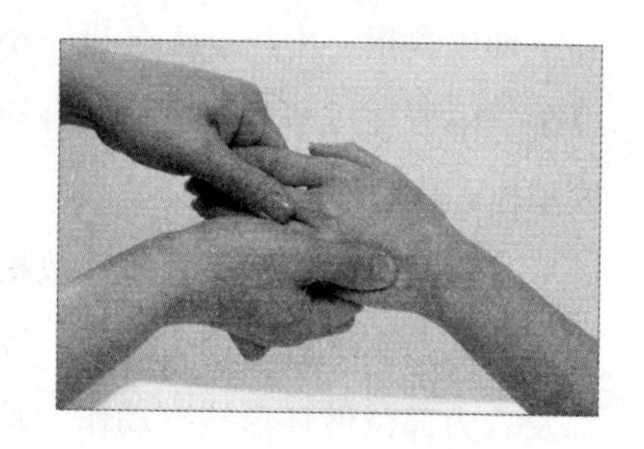

即以手指、手掌或握拳时手指的背屈侧以敏捷轻快的手法，用轻重不同的力量在病患处或特定穴位上进行按压，可用于全身各处的经穴。

【手法要领】按压过程中逐渐用力；作用于背部时，特别强调在呼气时瞬间用力。

补气养血一点通

按摩手法的基本要求

按摩时，力量是基础，手法技巧是关键，两者必须兼有，通常要做到四点：

◎持久：指手法能够持续运用一定时间，保持动作和力量的连贯性。

◎有力：指手法必须具备一定的力量，并根据被按摩者的年龄、体质、病证虚实、施治部位和手法性质而变化。

◎均匀：指手法动作的节奏、频率、压力大小要一定。

◎柔和：指手法动作的轻柔灵活及力量的缓和，不能用滞劲蛮力或突发暴力，要“轻而不浮，重而不滞”。

当然，要达到这些要求，必需勤学苦练，使按摩手法由不会→会→熟练→用巧力→得心应手运用自如，这样才能取得良好的按摩效果。

补气关键穴位

百会穴

百会穴是人体督脉上的要穴，中医认为，头为诸阳之会、百脉之宗，因而百会穴是各经络脉气汇聚之处，是补气之要穴。穴性属阳，又于阳中寓阴，因此能通达阴阳脉络，连贯周身经穴，是调节机体阴阳平衡的关键穴位，常按此穴可起到清神醒脑、增强记忆力的作用。临床上，百会穴还常用来治疗头痛、高血压、低血压、眩晕、失眠等病症。

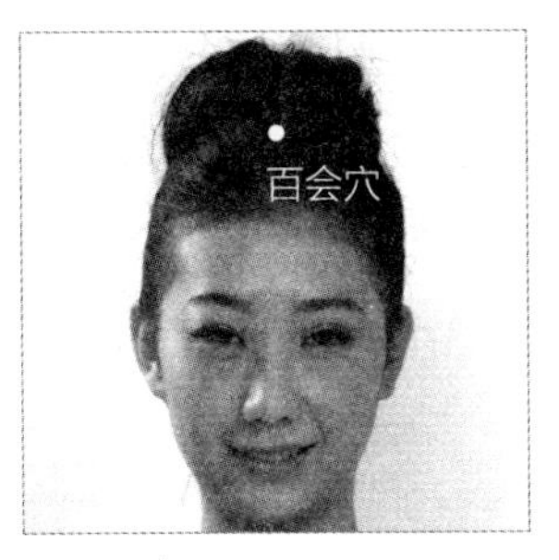

【定位取穴】位于头顶的正中线与两耳尖连线的交点处。

【按摩方法】以一手的中指或食指附于百会穴上，先由轻渐重地按3~5下，然后再向左、向右各旋转揉动30~50次，开始按揉时动作要轻一些，以后逐渐加重。

太白穴

太白穴是足太阴脾经的原穴，“太”即大的意思，“白”是肺之色（白色入肺），这里指气（肺主气）。此穴名意是指脾经的水湿云气在此处吸热蒸升，化为肺金之气，故名“太白”。按摩此穴，可起到健脾和中、理气运化的功效，主治脾虚所致的胃痛、腹胀、呕吐、呃逆、肠鸣、泄泻、便秘等病症。

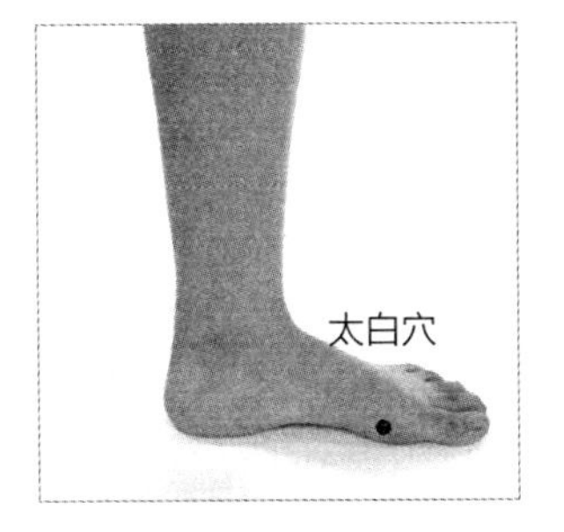

【定位取穴】位于足内侧缘，当第1 跖骨小头后下方凹陷处，左右各一穴。

【按摩方法】用拇指指端分别按揉两脚的太白穴，每穴每次3~5分钟，以穴位处微微感到胀痛为度。也可以采用温灸的方法，每次灸15~20分钟，也可补脾虚，增强脾的运化功能。

肺俞穴

肺俞穴是膀胱经上的重要穴位，中医里讲，肺主一身之气，俞通输，即运输之意，由此可说肺俞穴具有调补肺气，补虚清热的作用，对于呼吸系统以及一切与气有关的疾病，均有一定的治疗作用。此外，常刺激肺俞穴还有美容祛斑的作用，因为肺主皮毛，肺气得到调补后，皮肤会变得滋润，毛发也会变得乌黑而光泽，久而久之即可达到祛斑美容的作用。

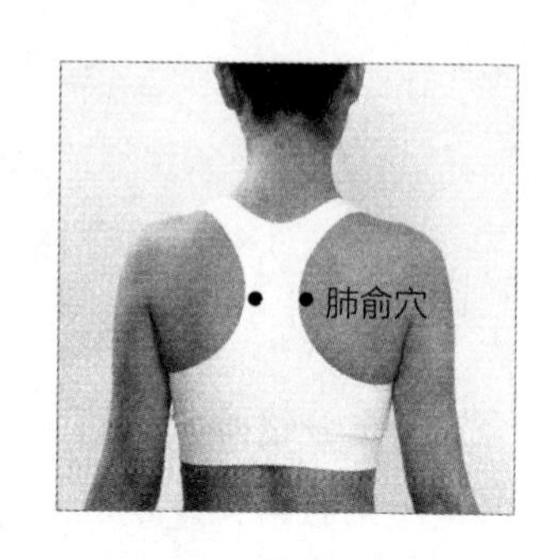

【定位取穴】位于背部，第3胸椎棘突下，旁开1.5寸处。

【按摩方法】手臂从肩上伸向背部的肺俞穴，找准穴位后，以中指的螺纹面为着力点，中指伸直，手腕发力，以垂直的方向缓慢点按30下，然后将手指停留在肺俞穴皮肤表面，用力向下按压，手指不抬起，持续30秒，之后松开。再重复3次这个过程。然后用同样的方法按揉另一侧肺俞穴，每天2~3次。

太渊穴

太渊穴是肺经的原穴，是肺中元气聚集最多的地方。也就是说，肺气都是从此穴源源不断地流出抵达全身各处的，是肺经维持其正常生理功能的动力之所在，因此，按摩此穴，既可补肺气之亏损，又可滋肺阴之亏耗，对于肺脏或肺经的虚损性疾患，都具有良好的疗效。

此外，太渊穴还是八会穴之脉会，也就是脏腑脉气会聚的地方，有调气血、通血脉、助心脉搏动的作用，对心脉瘀阻的心痛、心悸、无脉症等也有一定的疗效。

【定位取穴】位于掌后腕横纹桡侧端，当桡侧腕屈肌腱与拇长伸肌腱之间的凹陷处。

【按摩方法】用左手拇指指腹按住右侧太渊穴，稍用力，按揉2~3分钟，以局部产生酸胀感为度，然后用同样的方法按揉左侧太渊穴。

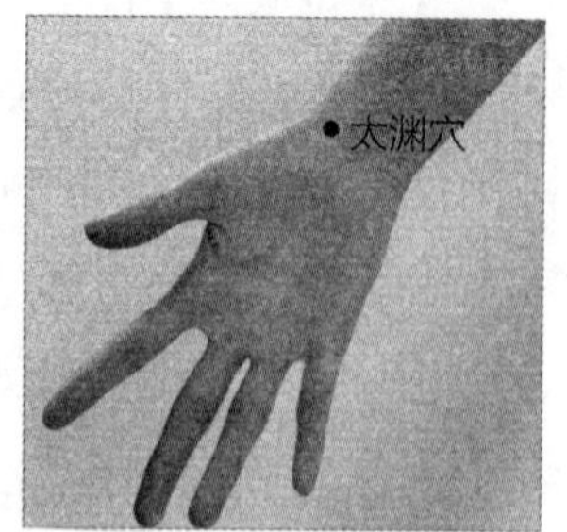

气海穴

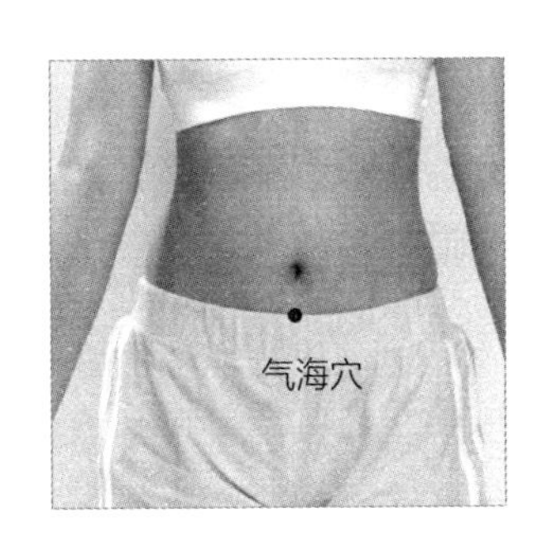

气海穴是任脉上的重要穴位，“气”是指气态物，“海”就是海洋，意喻广大深远、无边无际。任脉水气在此处吸热后气化胀散，化为充盛的元气，本穴如同元气的海洋，故名“气海”。气海穴处于人体的正中央，是生气之源，人体的真气由此而出，因此，经常按摩此穴，可健脾强肾、益气助阳，对于因阳气不足、生气乏源所导致的虚寒性疾病，按摩气海均能达到治疗作用。

另外，女性月经不调、痛经、闭经、崩漏、带下、阴挺、恶露不尽、胞衣不下等妇产科病证也可通过按摩此穴来治疗。

【定位取穴】位于人体下腹部正中线上，当脐下1.5寸处，仰卧取穴。

【按摩方法】将手掌紧贴于气海穴处，先顺时针方向按摩200次，再逆时针方向按摩200次。按摩过程中，动作要轻柔，画圈的范围可逐渐加大。

关元穴

关元穴为先天之气海，古人称为人身元阴元阳交关之处，是养生吐纳吸气凝神的地方。此穴为任脉与足太阴脾经、足少阴肾经、足厥阴肝经的交会穴，三焦元气所发之处，联系命门真阳，是补益全身元气的要穴。同时，关元穴亦是小肠的募穴，小肠之气结聚此穴并经此穴输转至皮部，经常按摩，具有培元固本、补益下焦之功，凡元气亏损者均宜使用，对气虚体质很有帮助。

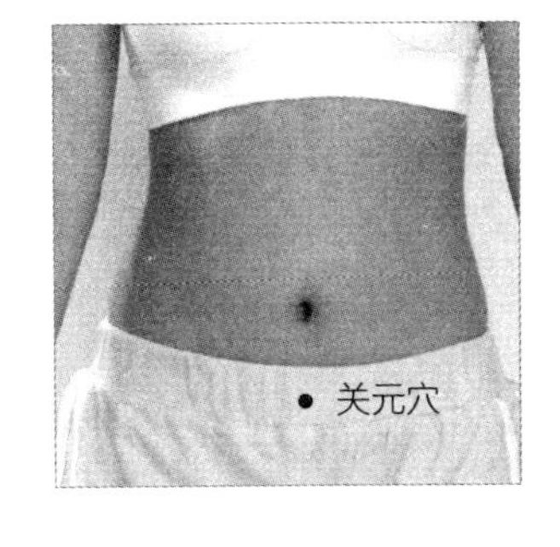

【定位取穴】位于下腹部，肚脐正下面3寸（四横指）处。

【按摩方法】可将双手交叠置于关元穴上，先稍微施力按压，然后快速用贴近皮肤的手做上下推搓的动作，直到被按摩部位产生温热感为宜。

太溪穴

太溪穴是足少阴肾经的原穴，也就是肾脏元气流注的地方，具有补肾气、固肾阳的作用，凡因肾虚引起的各种病症，如腰膝酸软、头晕耳鸣、脱发、性功能减退等，均可通过按摩太溪穴得以缓解。

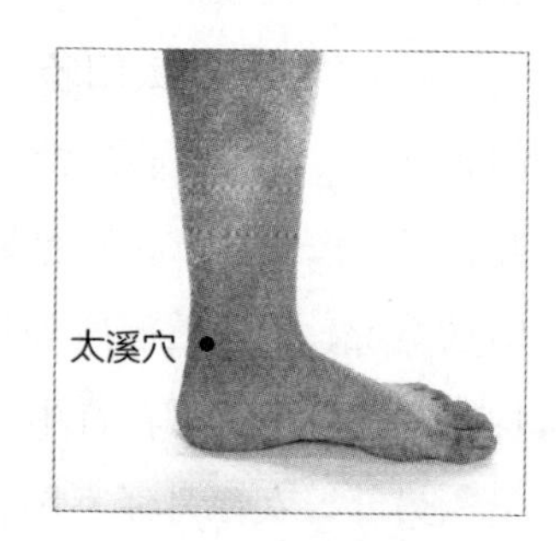

【定位取穴】位于足内侧，内踝尖与跟腱之间的凹陷处。

【按摩方法】用拇指指端分别按揉两侧太溪穴，每穴每次2~3分钟，以局部产生酸胀感为宜。可以一边按揉太溪穴，一边做吞咽动作，这是补充肾气最好的方法，也是缓解咽喉干燥、肿痛等不适症状最省事、省钱的疗法。

涌泉穴

涌泉穴为全身腧穴中位置最低的一个，是肾经的第一个穴位，亦是补气关键穴位之一。中医典籍《黄帝内经》记载："肾出于涌泉，涌泉者足心也。"意思是说，涌泉位于足心部位，是肾经之气发源之所，肾经之气通过涌泉穴涌出灌溉全身。此穴具有益精补肾、滋养五脏的作用，经常按摩，对活跃肾经内气、固本培元、延年益寿有很大助益。

我国民间曾有"若想老人安，涌泉常温暖"之说，意思是说经常按摩涌泉，对老年人非常有益处，不仅可改善失眠多梦、神经衰弱、高血压、耳聋耳鸣、大便秘结等病症，还能增强机体免疫力，延年益寿。

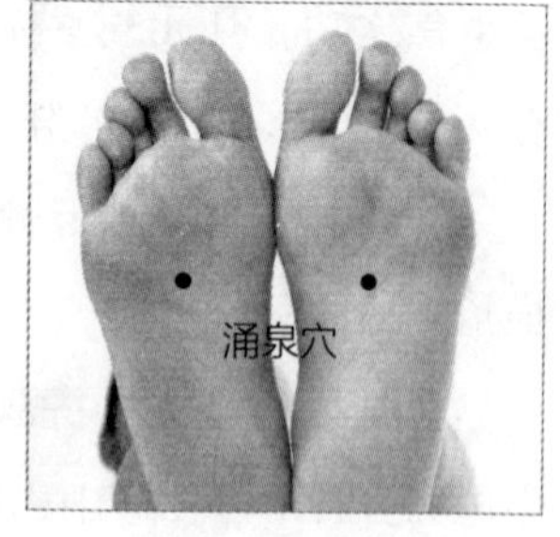

【定位取穴】位于足前部凹陷处第2、第3趾趾缝纹头与足跟连线的前1/3处。

【按摩方法】每晚洗完脚后，坐在床上，双脚自然分开，用双手分别拍打涌泉穴，次数不限，直到脚底产生温热感为宜。此法简单易操作，可一边看电视一边进行。另外，也可以用拇指指端按摩两脚的涌泉穴，每穴每次按摩3~5分钟，效果也很好。

补血关键穴位

膈俞穴

膈俞穴隶属足太阳膀胱经，为八会穴之血会。“膈”，指心之下、脾之上的膈膜，本穴物质来自心之下、脾之上的膈膜之中，为血液所化之气，故名“血会”。按摩此穴，不仅具有活血化瘀的作用，还兼具养血生血、健脾补心之功，临床常与脾俞配伍治疗气血不足、心脾两虚的病证。

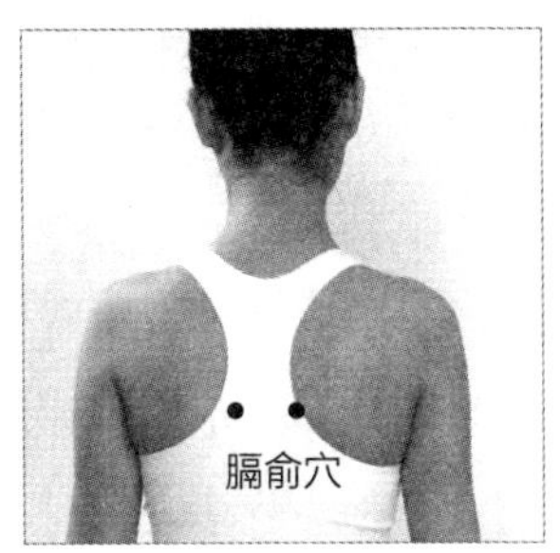

【定位取穴】在背中，当第7胸椎棘突下，旁开1.5寸。

【按摩方法】也可以用类似擀面杖、棒球棒之类的东西，在后背上下滚动，或者利用健身器材来刺激后背，这样可以刺激到所有背俞穴。

期门穴

期门穴是足太阴、足厥阴、阳维诸多经脉汇集之处，是补血要穴。期门穴是肝经的最上一穴，是肝经气血汇聚点，只要打开了期门穴，就相当于打通了肝经，可有效缓解气血亏虚的问题。另外，从肝经的循行角度来看，期门穴的气血是非常不稳定的，肝经中的气血循行至此时已接近尾声，气血一路循行给各个穴位点补充能量，到了期门穴时，气血已所剩无几，但却募集不到气血物质，唯有期望等待，故名“期门”。为此，建议大家平时可多按摩期门穴，不但可保证肝经气血充足，还可疏解肝气，有助于缓解不良情绪。

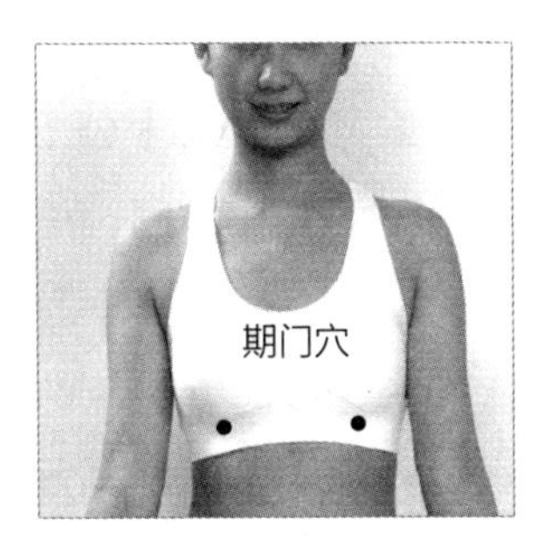

【定位取穴】位于胸部，当乳头直下，第6肋间隙，前正中线旁开4寸。

【按摩方法】用中指指腹以顺时针方向分别按揉两侧期门穴，力度适中，每穴每次2～3分钟，以局部有酸胀感和轻度温热感为度。

章门穴

章门穴是肝经上的重要穴位，是脾之募穴，也是人体八大要穴之一，为脾经气血出入内脏的要地，经常按摩此穴位，可养肝血。脾脏功能不好的人，经常按摩该穴，也可疏肝健脾，改善腹痛、腹胀、肠鸣、腹泻、呕吐、消化不良等病症。另外，章门穴亦是八会穴的脏会之处，是五脏气血的汇聚点，也是通往五脏的门户，所以，经常刺激该穴位，可调节五脏的气血，使五脏功能得以正常发挥。

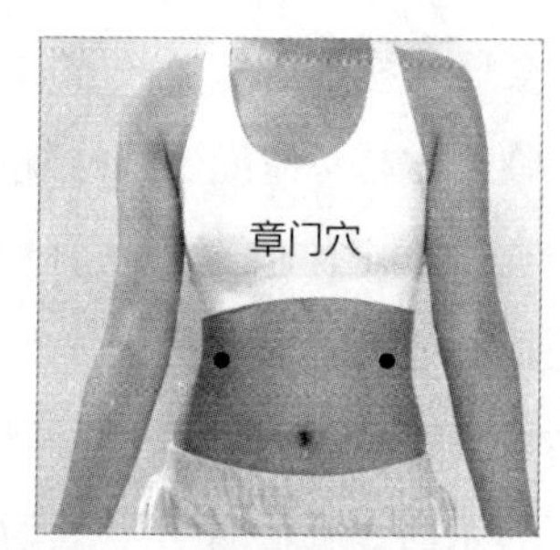

【定位取穴】位于人体的侧腹部，当第11肋游离端的下方，左右各一穴。取穴时，屈肘合腋，肘尖的位置即是此穴。

【按摩方法】用双手手掌的鱼际部位分别揉按两侧的章门穴，每次2~3 分钟，以有胀痛的感觉为度。

天枢穴

天枢穴是胃经要穴，同时也是大肠经的募穴，天枢穴的“天”是天部、上的意思，“枢”有“枢纽”之意。人的气机上下沟通、升降沉浮，均需通过天枢穴。此穴就好像是一个升清降浊的枢纽或中转站，故名“天枢”。经常刺激此穴，可使胃经及大肠经更加活跃，促进胃经内气血循行，帮助气血由胃经源源不断地输送向大肠经。

众所周知，胃是消化水谷精微的重要器官，胃经的气血充盈，可促进食物充分消化，就能为造血系统提供充足的营养物质，为补血奠定良好的基础。当大肠经的气血充盈时，可保证机体的排泄功能正常发挥，将体内的废物及毒素排出体外，使人体免遭侵害。

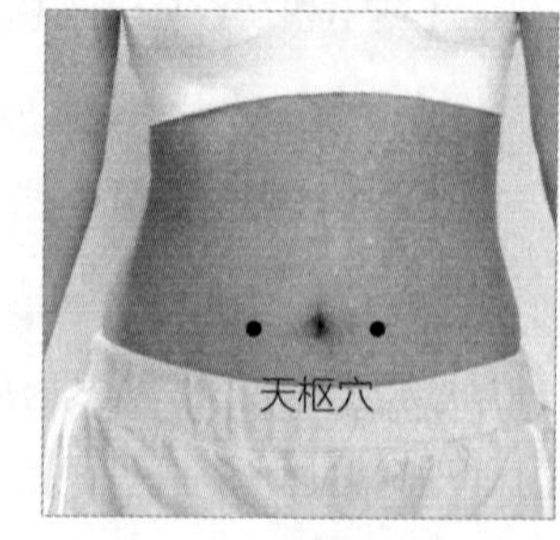

【定位取穴】位于人体中腹部，脐旁开2寸处（约三横指），左右各一穴。

【按摩方法】双手拇指指腹按在左右两边的天枢穴处，先做向下按压的动作，然后进行按揉，顺时针、逆时针方向各揉200次。

髀关穴

髀关穴隶属足阳明胃经，“髀”在中国古代指股部、大腿骨，“关”即关卡的意思。此穴在近股骨上端的关节部分，胃经气血传至此穴后，气势减弱，沉降堆积于穴位周围，如被关卡一般，故名髀关。髀关穴是调节下肢胃经之总穴，对胃经气血的充实与否具有重要意义。按摩此穴，可通经活络、强壮腰膝、健脾除湿、理气和胃，临床上常用来治疗腰痛膝冷、下肢麻木、瘫痪、腹痛、肌肉无力等疾患。

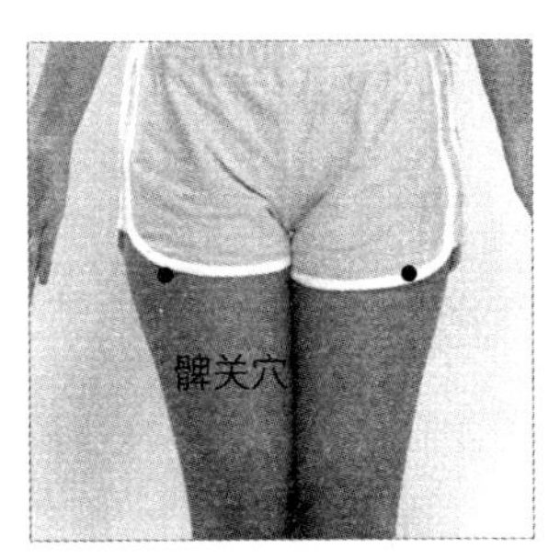

【定位取穴】在大腿前面，当髂前上棘与髌底外侧端的连线上，屈髋时，平会阴，居缝匠肌外侧凹陷处。

【按摩方法】用拇指指腹用力压住髀关穴，会感到有明显的痛感，然后以髀关穴为中心，进行旋转按揉，两侧各按揉3分钟，每日2次。也可以采用穴位敲击的方法，手握空心拳，敲击髀关穴，每次敲108下。

血海穴

中医里常讲，补血找血海，补气找气海，这说明血海是人体的补血要穴。从字面上来讲，“血海”顾名思义指气血充盈的大海，是脾经所生之血汇集之所，能够化血为气，运化脾血。

中医有“缘何血海动波澜，统血无权血妄行”之说，意思是说，一旦血海的功能失调，机体控制血液的机能失调，血液胡乱行走，人体将会出现病状。由此可见，血海还具有引血归经、治疗血病的作用。临床上，常用于治疗月经不调、痛经、闭经等妇科病。

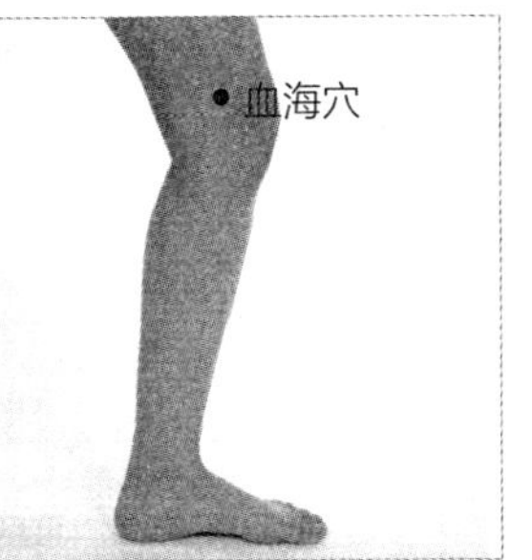

【定位取穴】在股前区，髌底内侧端上2寸，股内侧肌隆起处。

【按摩方法】两手拇指重叠放在血海穴上，用力按压3分钟，用同样的方法按压另一侧血海穴。

足三里穴

足三里隶属于足阳明胃经，而胃经是一条多气多血的经络。作为胃经的合穴，足三里穴处的胃经气血最为盛大，有方圆三里那么大，故名“足三里”。正因为如此，足三里被称为“保健要穴”及“长寿穴”，民间也有“常按足三里，胜吃老母鸡”的谚语。

经常按摩此穴，可起到调理脾胃、补中益气、通经活络、扶正祛邪的功效。脾胃功能强健了，则气血化生充足，运行顺畅，对于气血亏虚引起的头晕、耳鸣、神经衰弱等病症，都有非常好的改善作用。

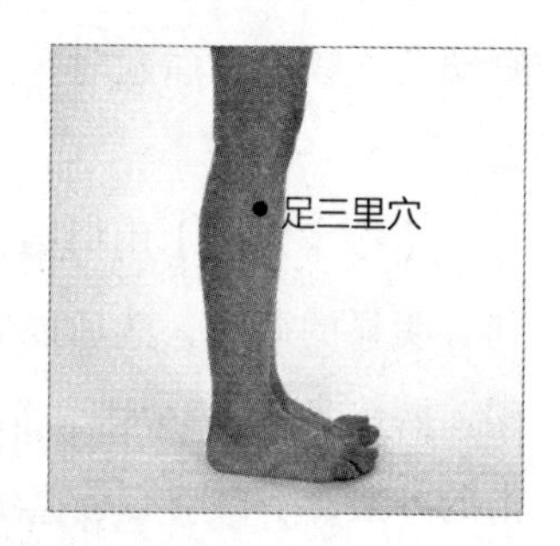

【定位取穴】位于小腿前外侧，犊鼻（外膝眼）下3寸，胫骨前缘旁开1横指处。

【按摩方法】用大拇指或中指按压足三里，可先按左腿后按右腿，也可双腿同时进行。找准穴位后先按住几秒后迅速松开，然后再按住穴位缓慢加大力度，再迅速松开。松手时，手不离开皮肤，如此一个循环，依次做5次。每次按压穴位，以有针刺、酸胀、发热感为宜。

三阴交穴

三阴交穴是肝、脾、肾交会的穴位，脾统血、肝藏血、肾生血，因此三阴交有调和气血、补肾养肝之功。另外，三阴交穴也被称作脾脏的大补穴位，由于脾脏具有向外散发湿气的作用，每天中午11点，脾经当令的时候，对三阴交穴进行刺激，能把身体里面的湿气排出体外，避免机体受寒湿侵害。

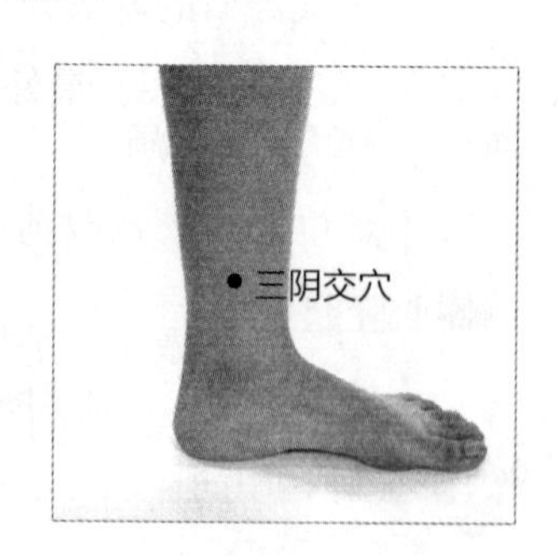

【定位取穴】位于内踝尖直上3寸（约四横指），胫骨后缘。取穴时，四指并拢，小指的下边靠在内踝尖上，向上量取四横指，食指上缘所在的水平线与胫骨后缘的交点处便是此穴。

【按摩方法】以拇指指端有节奏地一紧一松用力按压三阴交穴，并适当配合按揉动作，以产生酸胀麻感为宜，每穴每次20分钟。

最有效的经络按摩美颜术

女人都爱美，容颜一般的女人想变美，容颜美丽的女人想留住美，最常用的方法就是借助各种各样的化妆品，效果确实立竿见影，可这样的美丽只是停留在表面，常年被化妆品摧残的皮肤老得更快，于是不得不花更多的钱买更多的化妆品，如此形成恶性循环。其实，在中医看来，最有效的美颜术从来都不是化妆，而是经络按摩，让周身气血充足、畅通起来，美丽自然由内而外展现出来。

疏通经络留住乌黑秀发

每个女人都希望自己拥有一头乌黑亮丽的秀发，然而由于生活压力等原因，很多女性早早地就开始脱发、长白头发，令人十分烦恼。我们在前面讲过，头发的健康与气血关系密切，中医有“发为血之余”之说，所以，如果排除一些病理性的因素，那头发出现问题，根源都是气血不足。调养气血的方法，除了饮食和药物调理外，疏通经络气血对改善发质也很有帮助。

■ 常梳头，促进头部气血畅通

中医认为，头为“诸阳之会、精明之府”，人体的十二条经脉，都在头部交汇，而且头部还有近50个穴位，人体五脏六腑的气血也都聚于头部。经常梳头，可有效刺激这些经络和穴位，起到疏经活络、调理脏腑的作用，能使身体得到全方位的养护，而头发充分吸收各种营养，就能促进头发正常生长，保持乌黑柔顺。

梳头通经络的方法分为以下两种。

◎ 用手指梳头：最好在早晚进行，但要注意双手的清洁，指甲切忌过长或过尖，以免损伤头皮。

具体方法：

1. 双手五指微张，手指屈曲，以指端着力深触头皮。

2. 吸气，从前额的发际向颈后的发根处梳，再从头部两侧由前向后进行梳理。

3. 呼气，两手放松，向身体两侧用力甩一下。

4. 按照以上方法反复梳头，每次梳2~3分钟，每天早晚各梳1次。梳完后用空拳轻轻叩击头皮，使头皮得到完全放松。

◎ 用梳子梳头：最好选择竹木、桃木或牛角类的梳子，梳齿宜疏密适中，不宜太尖、太密，以免划破皮肤或夹着头发。

具体方法：

1. 全身放松，手持梳子与头皮成90° 角，梳齿深触头皮。

2. 以头顶的百会穴为中心，顺着头发生长的方向梳刮，连梳6下。

3. 换个角度继续梳，要围绕头部梳刮一圈，确保每块头皮都被按摩到。

4. 按照以上方法反复梳，直到头皮微微发热、发麻为宜，每天早晚各梳1次。

■ 穴位按摩可疏经理气

◎ 按摩头部：手指微微弯曲，从前向后轻轻叩击头部，注意整个头部的均匀受力；接着揉按头部的穴位，如百会穴、风府穴、风池穴、通天穴、本神穴、天冲穴、神庭穴等，每个穴位30下；最后，双手同时向上揉推面颊，这个动作坚持10次以上，再从眉毛向上揉推前额，逐渐延伸到发际，反复多次。长期练习可以疏经理气，使头发黑亮。

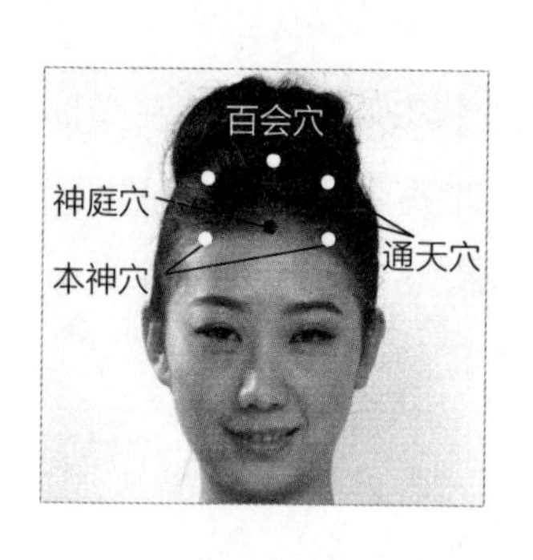

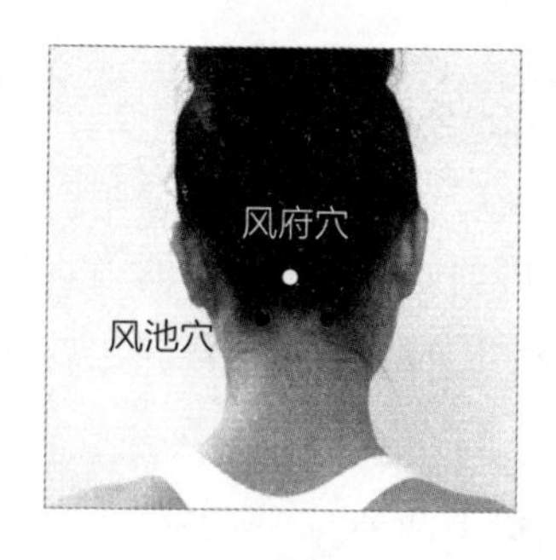

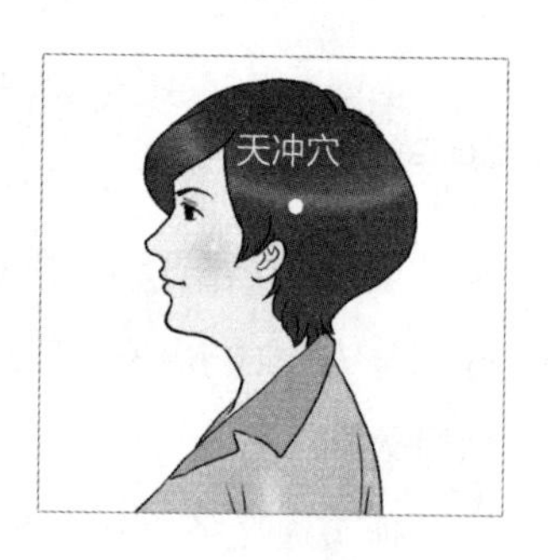

◎ 按摩太溪、涌泉穴：晚上睡觉之前先用热水泡脚5~10分钟，使脚充分放松，然后按揉双侧太溪穴2分钟，务必产生酸胀或麻的感觉，然后刺激两侧涌泉穴3分钟。中医认为，肾者，其华在发。要想头发乌黑有光泽，就要补养肾气，而太溪是肾经的原穴，与肾的原气直接相通，是补肾的“近道”；涌泉穴则是肾气的发源地，按摩这两个穴位就可以起到养肾固肾、调理全身气血的功效，头发也会越来越好。

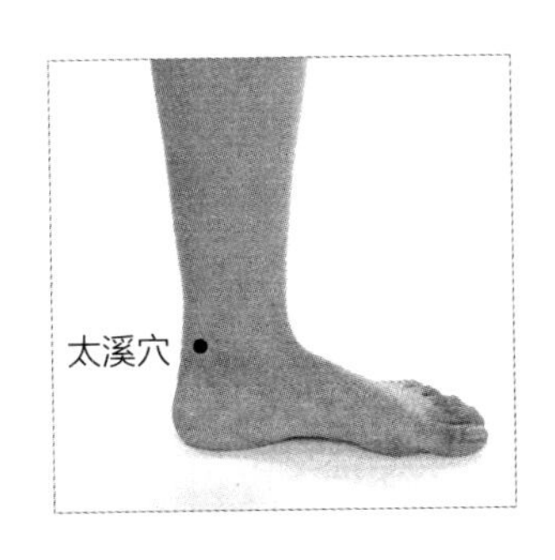

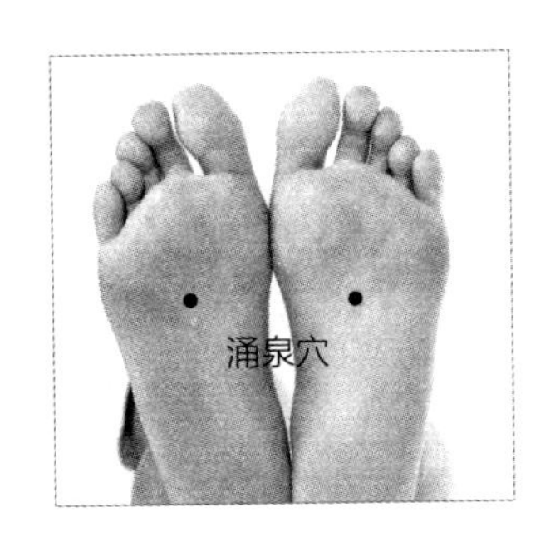

补气养血一点通

调养秀发的其他秘诀

要尽量避免精神焦虑及紧张，保持心情舒畅。工作学习要注意劳逸结合，积极参加体育锻炼。同时，还要注意饮食营养，纠正偏食习惯，多吃高蛋白食物及粗粮、绿色蔬菜、动物肝脏、芝麻、核桃、花生等。

常按足三里，改善面色

对现代女性来说，既要努力工作，又要照顾家庭，难免出现过度劳累、胃口不好的情况，反映在容颜上通常是脸色发黄、黯淡、苍白、没有光泽，整个人也都无精打采的。为什么会这样呢？因为脾胃虚了、气血不足，人体不能得到充足营养的供给，脸色自然好不起来。其实，只要按摩一下小腿上的足三里，就可以调节脾胃功能，补益气血，改善脸色。

关于足三里，我们在前面已经讲过了，足三里是人体的保健大穴，经常按摩该穴，不仅可以健脾养胃、补气养血，对于抗衰老、延年益寿也大有裨益，还能预防和减轻很多消化系统疾病，如十二指肠球部溃疡、急性胃炎、胃下垂等。

【定位取穴】位于小腿前外侧，犊鼻下3寸，距胫骨前缘1横指。取穴时，由外膝眼向下量四横指，在腓骨与胫骨之间，由胫骨旁量一横指，该处即是。

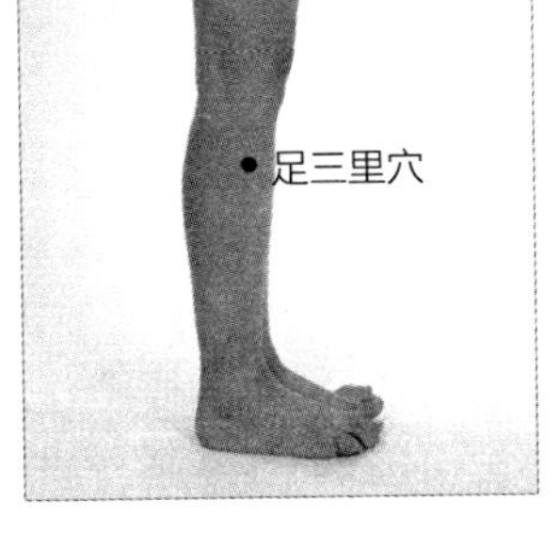

【操作方法】

◎ 按揉：用大拇指或中指按揉足三里穴5~10分钟。胃胀、胃脘疼痛按足三里的时候要同时往上方使劲；腹部正中出现不适，只要往内按就行了；小腹病痛，则要在按住足三里的同时往下方使劲。

◎ 敲打：手握空拳，用掌指关节敲打足三里，或者用保健锤之类的东西进行敲打，使足三里有酸胀和发热的感觉。

◎ 艾灸：在晚上睡前1小时，把艾条点燃后，放在离皮肤2厘米高的地方，以局部穴位皮肤潮红为度。但要记住灸完之后要喝一杯温开水补充水分。

通常坚持2周左右，就能很好地改善胃肠功能，胃口好了，吃饭香，面色也会变得有光泽。当然，要想皮肤好，还要在饮食方面多加注意，口味要尽量清淡，多喝粥，避免暴饮暴食和多食油腻食物。还有非常重要的一点，就是保持心情舒畅。

按摩瞳子髎，祛除鱼尾纹

人的眼角和鬓角之间最容易出现一些小皱纹，因其纹路与鱼尾巴上的纹路很相似，所以被形象地称为鱼尾纹。为什么这个地方最容易出皱纹呢？这是因为眼角周围的皮肤细腻娇嫩，皮下脂肪较薄，弹性较差。再加上眼睛是表情器官，睁眼、闭眼、哭、笑时眼角都要活动，故容易出现皱纹，而且一旦出现就较难消除。

对女性来说，鱼尾纹是最容易暴露出女人年龄的秘密的，有些女性为了掩饰鱼尾纹，不惜买昂贵的眼霜，甚至连大笑都不敢。其实，在中医看来，鱼尾纹的出现和气血有密切的关系，眼角属于胆经的循行路线，如果胆经气血不充盈、不通畅，就会使此处的皮肤失于濡养而产生鱼尾纹。因此，女性要想防治鱼尾纹，就得保证胆经气血通畅。

■ 敲胆经

胆经是从脚到头的一条经络，循着身体外侧走，敲打的时候，手握空拳，沿着腿外侧的裤缝和胳膊外侧的袖缝敲就可以了。

■ 按摩瞳子髎

瞳子髎穴是胆经在头面部的第一个穴位，而且还是手太阳、手足少阳的交会穴，具有平肝息风、明目退翳的功用。指压此穴，可以促进眼部血液循环，治疗常见的眼部疾病，并可以去除眼角皱纹。

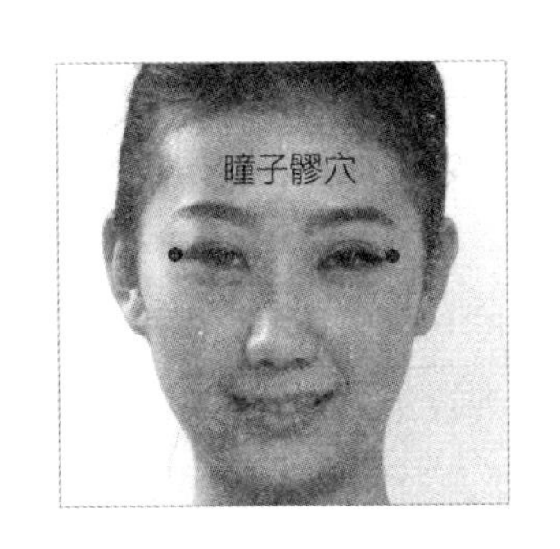

【定位取穴】位于面部，目外眦外侧0.5寸凹陷中。取穴时可以采用正坐或仰卧的姿势，在眼睛外侧1厘米处取穴。

【按摩方法】

◎轻揉提拉：每天用食指在眼尾处以轻揉提拉的方式按摩15次，就可以有效预防细纹生成。

◎手热敷：双手搓热，用热热的手掌盖在外眼角上轻抚，一边吐气一边轻抚，以加速眼周气血循环，每天多做几次，感觉会非常舒服。

去除脸部黑头，阴陵泉、足三里可帮忙

不少女孩子长得很漂亮，可你仔细一看，就会发现鼻头上的点点瑕疵——黑头。黑头是硬化的油脂阻塞物，通常出现在脸上的鼻子、额头等部位，当皮脂腺受到过分刺激，毛孔充满多余的油脂而造成阻塞时，鼻头会有油腻的感觉，这些油脂最终会硬化，经氧化而成黑色的小点，就被称为黑头。有的黑头不仅仅局限于鼻头，甚至连额头、鼻子两侧都有粗大的毛孔若隐若现，十分愁人。

其实，在中医看来，鼻子上的黑头是由于脾热造成的，《黄帝内经》说："脾热病者，鼻先赤。"从五行学说来看，脾胃属土，五方中与之相对应的是中央，而鼻为面的中央，所以鼻为脾胃之外候，脾土怕湿，湿热太盛会在鼻头上有反应。另外，夏季气候湿热，最容易影响脾胃功能，黑头也往往会更严重。

所以，中医治疗黑头，首先是除脾湿，而除脾湿的最好穴位就是阴陵泉穴和足三里穴。阴陵泉是脾经的合穴，可以健脾除湿、通利三焦。足三里可调理脾胃，对于化脾湿也有很好的作用。

【定位取穴】

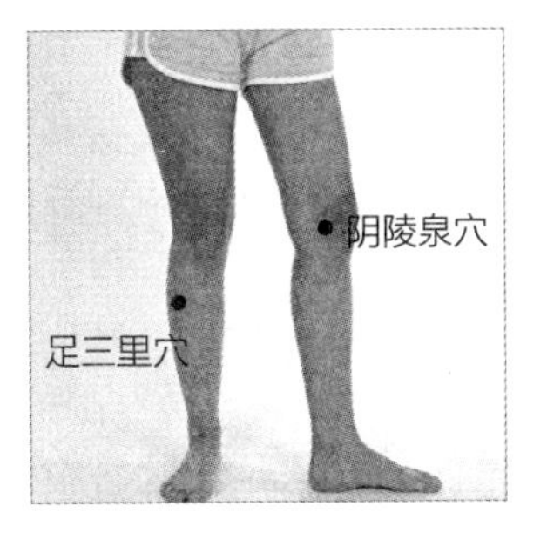

阴陵泉：位于小腿内侧，膝下胫骨内侧凹陷处，左右各一穴。取穴时，正坐屈膝，用拇指沿着小腿内侧骨的内缘由下往上推按，拇指推按到膝关节下的胫骨向上弯曲凹陷处，即为此穴。

足三里：位于小腿前外侧，犊鼻下3寸，距胫骨

前缘一横指。

【按摩方法】

1. 每天用手指按揉阴陵泉，时间不限，空闲时候就可以，但要保证每天需按摩10分钟以上。如果感觉穴位处很痛，说明有脾湿状况，一定要坚持按揉，当疼痛逐渐减轻时，说明脾湿的情况在好转。

2. 按揉阴陵泉后，再艾灸足三里3~5分钟，以协助阴陵泉除湿。

补气养血一点通

有了黑头怎么处理

黑头多了，千万不要用手挤，这样做只会使你的毛孔越来越粗大。推荐一个非常实用的方法，首先是彻底清洁皮肤，然后取新鲜鸡蛋一个，滤出蛋清，均匀地涂在鼻部，然后贴上面膜纸或吸油纸，轻轻按压，随后在吸油纸上面再涂一层蛋清，等蛋清干后，揭下面膜。可以看到，纸上有很多黑头已经被"吸"出来了。

美丽双唇，常按神阙和关元

嘴唇也是女性非常吸引人的地方，双唇红润而富有弹性，绝对会为女性的容颜锦上添花，然而在现实生活中，我们常常看到一些女士的双唇干裂，黯淡无光。如果赶上下雨或者刮风，唇色还会变成黯紫色。之所以会这样，与阳虚体寒有着很大的关系。

与男性相比，女性的体质天生就偏寒，再加上很多女性喜欢穿露脐装、低腰裤和超短裙等时尚的服装，很容易使身体受寒而加重体寒的症状。寒主凝滞，体内太寒，血液流动太慢，就会形成血瘀，使血行变慢，造成气血不畅，双唇得不到滋养，自然会干裂无光泽。

中医认为，要祛寒就要温阳，在阳气的推动下，气血才会畅通无阻，而最简便的方法就是按摩神阙穴和关元穴。

■ 神阙穴

神阙穴位于肚脐中，也就是肚脐眼儿。它被认为是人体经络之总枢，经气之汇海，司管人体诸经百脉。当人体气血阴阳失调而发生疾病时，通过刺激或施药于神阙穴，便有调整阴阳平衡、气血和畅的功能，收到祛邪治病之功效。

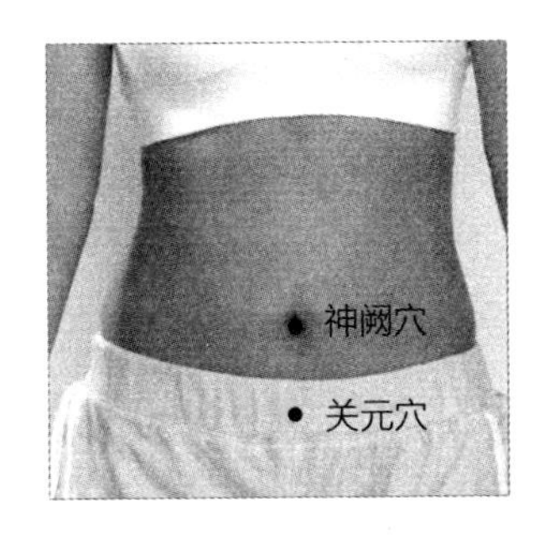

按摩方法：仰卧，双腿分开与肩同宽，双手掌按在神阙穴上，左右各旋转200下，以深部自感微热为度，可早晚各1次。

■ 关元穴

关元穴为先天之气海，是补益全身元气的要穴，位于下腹部，肚脐正下面3寸（四横指）处。经常按摩，具有培元固本、补益下焦之功。

按摩方法：

◎ 按揉：仰卧，用食指和中指的指端按住关元穴，先顺时针方向按揉2分钟，再逆时针方向按揉2分钟，以局部有酸胀感为宜。

◎ 震颤法：双手交叉重叠置于关元穴上，稍加压力，然后交叉之手快速、小幅度地上下推动。操作不分时间地点，随时可做。早晚各1次，每次2～3分钟，以局部有酸胀感为度。

拥有迷人美臀，八髎、环跳、承扶不能少

每个女性都想拥有完美的身材和迷人性感的翘臀，但是，越来越多的职业女性由于工作的繁忙，常常一坐就是一整天，臀部肌肉长期处于放松并被挤压状态，再加上缺少运动，使得臀部肌肉无韧性，变得松弛、下垂。另外，长时间不运动，体内气血运行不畅，也会导致下半身血液循环不良，出现水肿。所以，女性要想拥有迷人美臀，不仅要动起来，还可以通过穴位按摩来疏通臀部经络，比如八髎、环跳、承扶等穴位，就可以达到美化臀部线条的目的。

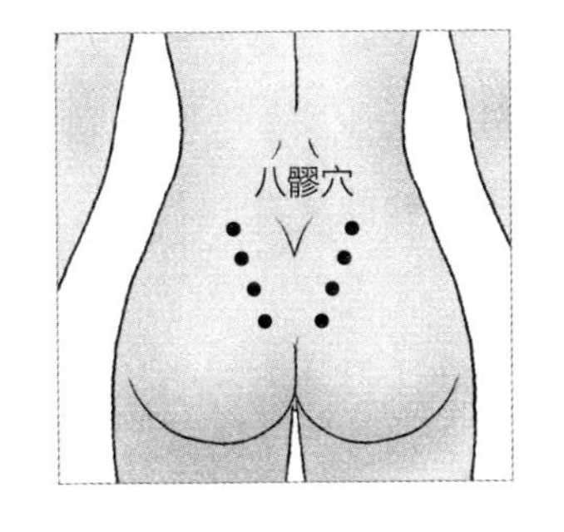

■ 八髎穴

八髎穴是足太阳膀胱经上的穴位，分别位于左右一、二、三、四骶后孔中，分上髎、次髎、中髎和

下髎，共八穴，故称八髎穴。八髎五行属水，擅长调节全身的水液，经常按摩，可以整体催发阳气，使全身经气畅通。

八髎穴的按摩方法较多，可以进行掌击、提捏、推拿、按揉、拔罐或艾灸，其中最简单的方法就是掌击。

【具体方法】手掌合拢，掌心虚合，呈空心掌（空心掌振动比较强，且能量容易聚焦在八髎处），持续性拍打八髎穴，每天500下。

【注意】随着击打八髎次数的增加，会出现酸麻、刺痛的感觉，并且有一股暖流由外向内渗透，流向背部、头顶，全身微微出汗，这就达到最佳效果了。

■ 环跳穴

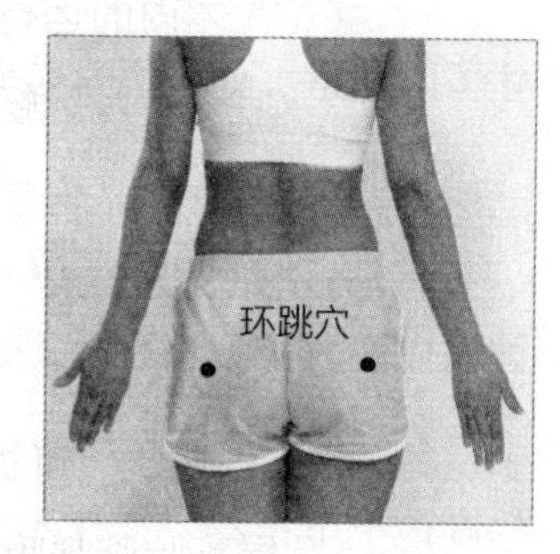

环跳穴是足少阳胆经的经穴，也是足少阳胆经与足太阳膀胱经的交会穴，因而此穴阳气健盛，按摩此穴可健脾益气，促进血液循环，减少下身脂肪堆积，消除下身水肿，防止臀部下垂。

【定位取穴】位于人体的股外侧部，侧卧屈股，当股骨大转子最凸点与骶管裂孔连线的外1/3与中1/3交点处。取穴时，侧卧，伸直下腿，屈上腿，以拇指关节横纹按在股骨大转子上，拇指指脊柱，当拇指尖处，按压有酸胀感。

【具体方法】

方法一：两手握拳，手心向内，两拳同时捶打两侧环跳穴各50下。

方法二：两手抱两膝，搂怀后再伸直，以此反复，一伸一屈共做50下。

■ 承扶穴

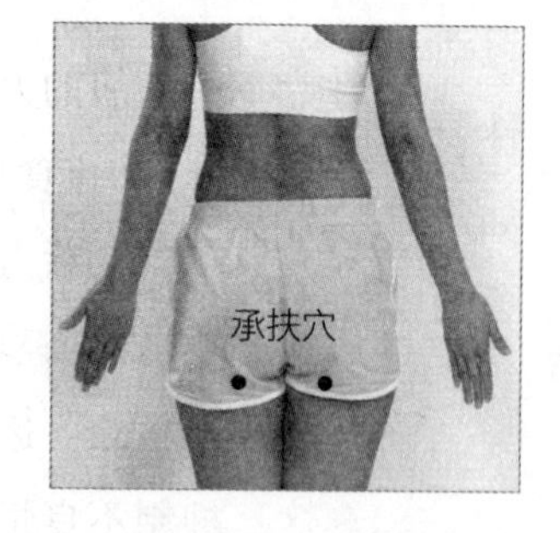

承扶穴是足太阳膀胱经上的穴位，有疏经活络的作用，经常刺激承扶穴，可以有效防止臀部下垂，让松弛的肌肉恢复弹性和活力，还能帮助消除臀部和大腿后侧的赘肉。

【定位取穴】位于大腿后面，臀下横纹的中点。

【具体方法】指压“承扶”时要分两段出力，首先垂直压到得气，接着指力往上勾起，才能充分达到效果。每次揉或按30~50下，掐1~3分钟。

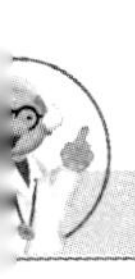

养生操中补气血

运动养生的原理

中医里将精、气、神合称为“三宝”，与人体生命息息相关。运动养生则贯穿了这三个环节，调控自身的意识以养神；以意识带领气息运行，通过调整呼吸来练气，以气在体内的运行来推动血液周流于全身；以气导形，通过形体、筋骨关节的运动，使全身经脉畅通无阻，从而将营养送达至全身各处。如果能做到形神兼备，则百脉畅通，内外相和，脏腑协调，机体达到“阴平阳秘”的状态，这对提高健康指数、保持旺盛的生命力有很大帮助。

从现代医学角度来讲，经常运动还具有如下几点好处：

◎ 维护心脏机能：可提高心肌活力，增加收缩力量，促进血液循环，这是加强心脏功能及提高肺脏呼吸功能的最有效的方法，进一步可改善末梢循环。

◎ 改善内脏的血液循环：运动会加快全身的血液循环，为各个脏器提供充足的营养物质，有利于脏器的生理功能。

◎ 有益于神经系统健康：运动可改善体内的血液循环，为大脑提供更多的营养物质，从而加快脑细胞的代谢，使大脑的功能得以充分发挥，从而达到滋养神经系统的目的。

◎ 提高免疫力：运动可提高人体的抗病能力，从而使人体的生命力更加旺盛。

◎ 增加膈肌和腹肌的力量：在运动过程中，膈肌和腹肌的力量会得到提高，从而加快胃肠蠕动，防止食物在消化道中滞留，有利于消化吸收，化生气血。

◎ 增强肌肉关节的活力：经常运动，可使肌肉及关节处的气血畅通，灵活度得到改善，使人动作灵活轻巧，反应敏捷、迅速。

◎ 可改善人的情绪：运动时大脑会产生能引起人体身心愉快的物质，可以消除忧愁和烦恼，抑制不良情绪的侵蚀，有利于气血的通畅。运动能锻炼人的意志，增强战胜癌症的信心和毅力，对战胜许多疾病都是至关重要的。

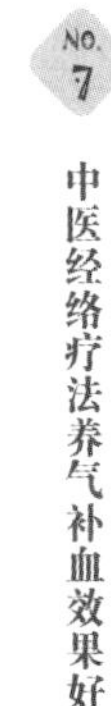

运动养生的注意事项

我们讲运动有益于健康，但却不可肆意而为。讲求正确的运动方式，才能达到健身、治病、益寿延年的目的。那么有些读者朋友可能会问了："什么样的运动才可称得上是正确的呢？"由于运动本身存在一套系统的理论、原则和方法，注重和强调机体内外的协调统一，和谐适度。下面就针对运动养生的原则问题，给大家归纳出以下两点。

运动贵在坚持

俗语说得好："流水不腐，户枢不蠹"，这句话阐明了"动则不衰"的道理，也强调了经常、不间断的重要性。这一观点与运动养生的原则之一——坚持不懈不谋而合。只有持之以恒、坚持不懈地将运动进行到底，才能从根本上提高身体素质，改善健康状态。如果采取三天打鱼、两天晒网式的运动方法，根本达不到健身、养生的目的。

掌握分寸，不宜过量

运动的最终目的是改善健康状态，倘若不能很好地控制运动量，不但达不到预期目的反而对健康有害。归纳来说，运动量太小则达不到锻炼目的，起不到健身作用；运动量太大则超过了机体耐受的限度，反而会使身体因过劳而受损。

所以，运动健身强调适量的锻炼，要循序渐进，不可急于求成。操之过急，往往欲速而不达。

补气养血一点通

运动量多少合适

健康的年轻人，可以进行大运动量的锻炼，每次锻炼的时间不少于30分钟，每周坚持3~5次，运动强度在中等或中上的程度，即最大心率值60%~80%，心率保持在150次/分钟。而中老年人每周至少要参加3次运动，每次至少30分钟，但运动量以能忍受、不疲劳为宜。

八段锦调理气血养脏腑

八段锦是我国民间广泛流传的一种健身术，据有关文献记载已有八百多年历史。八段锦属于古代导引法的一种，是将形体活动与呼吸运动互相结合的健身法。活动肢体对舒展筋骨、疏通经络非常有帮助，如果配合呼吸运动，则可达到行气活血，使新鲜的气血流遍全身，营养脏腑。经常练习八段锦可起到保健、防病治病的作用。

八段锦因其练法不同又分为坐式八段锦及站式八段锦，由于本功法篇幅过长，在这里只为读者朋友介绍其中的一种——站式八段锦。

双手托天理三焦

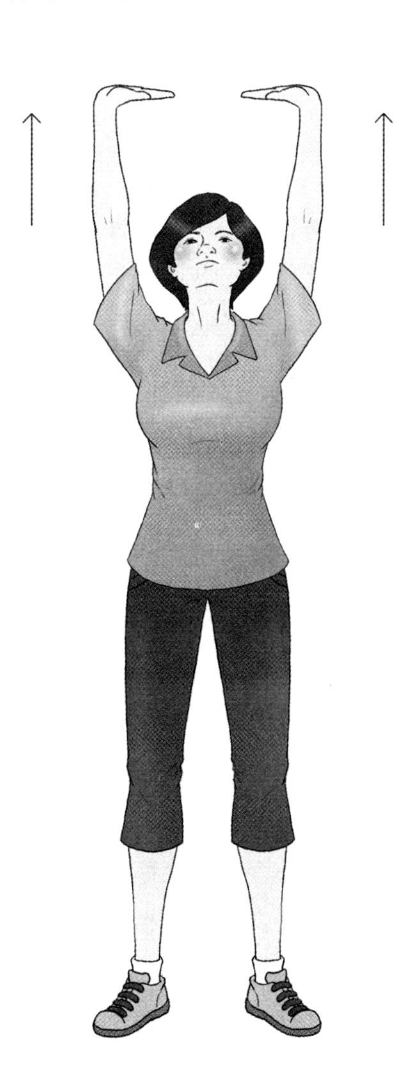

【动作分解】

①两脚后跟相抵，两脚尖外开成90°。掌心向上，双手交叠于小腹前，与肚脐形成一个三角。

②吸气，两手上提到膻中穴。

③呼气，翻转掌心，向上如同托举重物，提胸收腹，使两臂充分伸展。同时缓缓抬头上观，目视两掌。

④吸气，翻转掌心朝下，缓缓下落，如拉双环，含胸松腹，呼气，气沉丹田。

【功效】通过两手一升一降，缓慢用力，保持抻拉，能达到疏通三焦气机，进而促使全身上下的气机流通，气血调和，水液布散，从而周身都得到元气和津液的滋养。

左右开弓似射雕

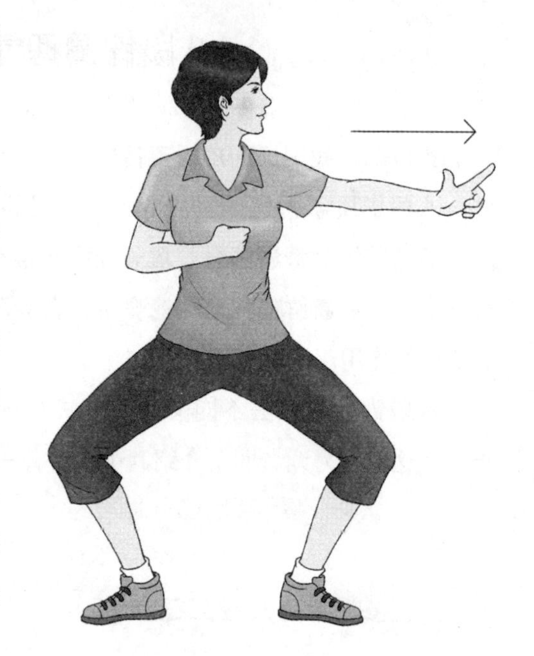

【动作分解】

①左脚外跨一步，右腿屈膝，身体下蹲成马步状，双手握成空拳置于两髋外侧。

②双拳自腹前向上画弧提至胸前，右臂向后拉使右手与右乳间距两个拳头大小，右手高度与右乳齐平，感觉如拉开弓弦。

③左手由空拳变成掌用力向左侧推出，头向左转，目视左手方向，保持数秒。

④身体上起，顺势将两手向下画弧收回于胸前，并同时收回左腿，还原成自然站立姿势。

【功效】通过扩胸伸臂使胸肋部和肩臂部的骨骼肌肉得到锻炼和增强，改善胸椎、颈部的血液循环，同时对上、中焦内的各脏器尤其对心肺给予节律性的按摩，增强心肺功能。

调理脾胃臂单举

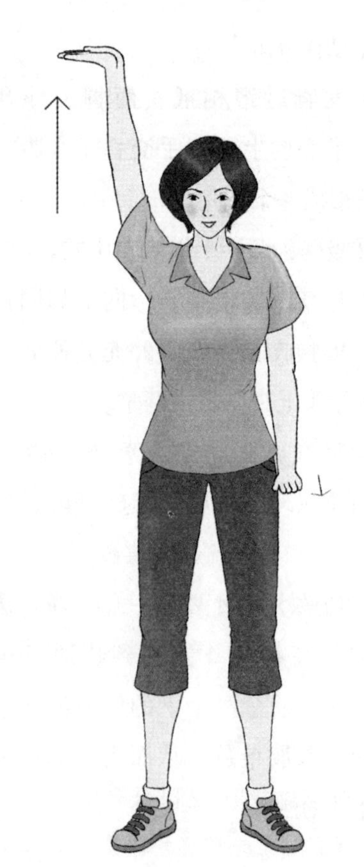

【动作分解】

①右手成竖掌，自身前、面前向上高举，继而翻掌上撑，指尖向右，同时左掌心向下按，指尖朝前，目视前方。

②两膝微屈，重心缓缓下降，左

手俯掌自面前、身前下落于腹前，掌心向上，右手翻掌向上捧于腹前，掌心向上，两掌指尖相对，相距约10厘米。

③重复以上动作，唯左右相反。该动作反复多次后，还原至自然站立姿势。

【功效】牵拉腹腔，按摩脾、胃、肝、胆等消化器官，增强消化功能；刺激位于中焦及背部的经络和穴位，有效调理脾胃，疏通脏腑经络。

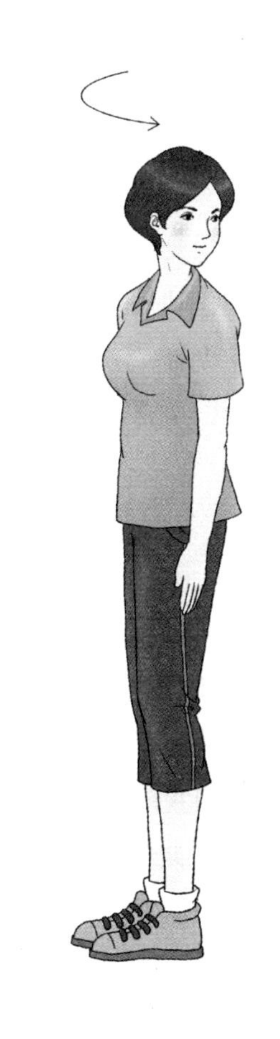

五劳七伤往后瞧

【动作分解】

①自然站立，双脚分开与肩同宽，双手在身体两侧自然下垂。

②以腰腹部为轴，头颈带动脊柱，上半身缓缓向左拧转，目视左后方，同时配合吸气。

③头颈带动脊柱徐徐向右转，恢复前平视，同时配合呼气，全身放松。

④重复以上动作，唯左右相反。该动作反复多次后，还原至自然站立姿势。

【功效】头颈的反复拧转运动能加强颈部肌肉的伸缩能力，改善头颈部的血液循环，缓解神经疲劳；身体的拧转可促进五脏的健壮，对改善静脉血的回流有很好的效果。

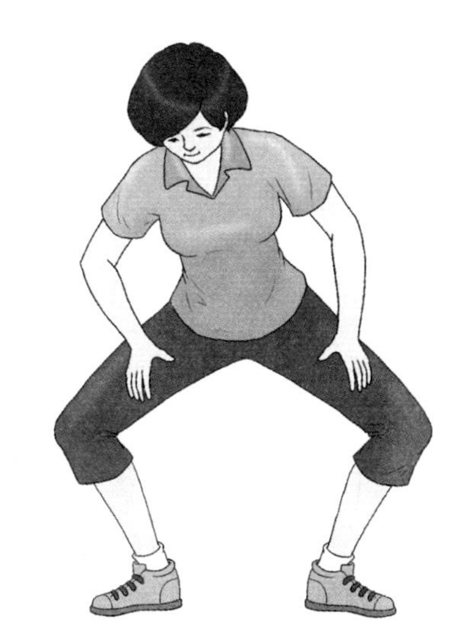

摇头摆尾去心火

【动作分解】

①自然站立，双腿分开略大于肩宽，屈膝，上身下沉，成骑马步状。

②目视前方，双手自然置于双膝上，双肘部指向外侧。

③以腰部为轴，将躯干画弧摇至左前方，稍停顿片刻。

④向相反方向转，画弧摇至右前方。

反复十数次后，还原至自然站立姿势。

【功效】增加颈、腰、髋、下肢的关节灵活性及肌力；通过摇头的动作，可刺激大椎穴（为六阳经的汇总点），以提升阳气；而摆尾的动作可刺激脊柱和命门穴，从而达到壮腰强肾、以肾水克心火的目的。

两手攀足固肾腰

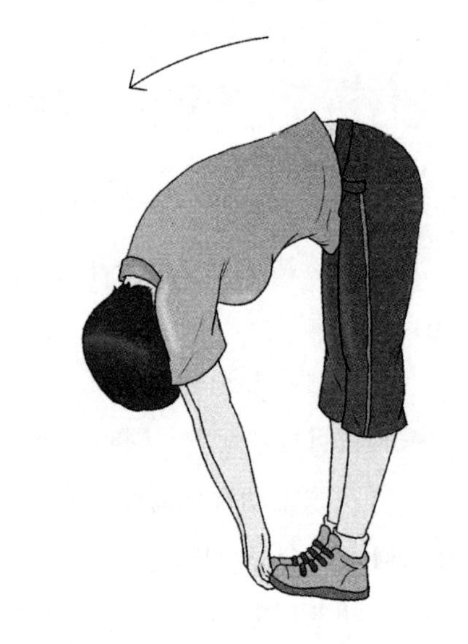

【动作分解】

①自然站立，双腿并拢，膝盖绷直，两臂自前方平举缓缓抬起至头顶上方转掌心向前，目视前方。

②两掌下按至胸前，掌心向下，指尖相对，以腰部为轴，身体前倾，双掌经过腿的两侧，一直向下，直到摸到脚面（如有困难，双手尽力向下即可，但要保持腿的直立），保持数秒。

③两掌从脚面向上、向前抬起；用手臂带动上体起立。

反复十数次后，慢慢放松恢复到自然站立姿势。

【功效】通过前屈后伸的动作，刺激人体脊柱、腰椎、督脉、足太阳膀胱经等，并对肾脏起到牵引按摩作用，增强生化肾精、肾气的功能，达到固肾壮阳的效果。

攒拳怒目增力气

【动作分解】

①自然站立，双腿分开略大于肩宽，屈膝，上身下沉呈骑马步状，双肘弯曲，握拳，双拳置于腹部。

②左拳向前方击出，目视左拳，右臂水平后拉。

③收回左拳，击出右拳，左臂水平后拉，如此反复此动作。

【功效】刺激肝经，调畅经络气血，使肝血充盈，肝气疏泄有度，起到养肝明目、强筋健骨的作用。长期锻炼可使全身筋肉结实，气力增加。

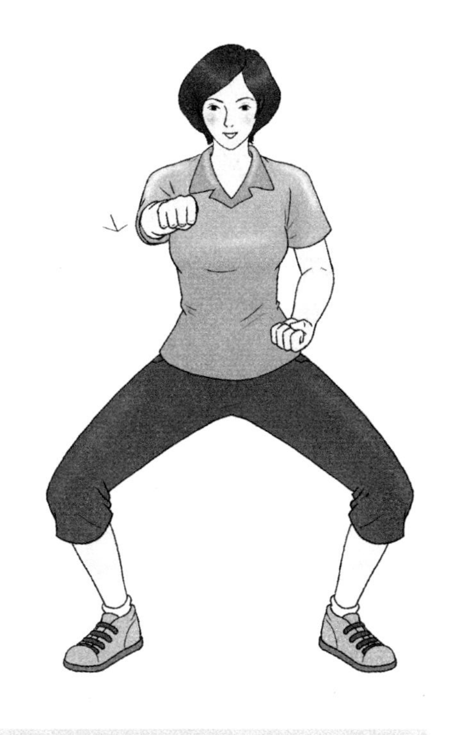

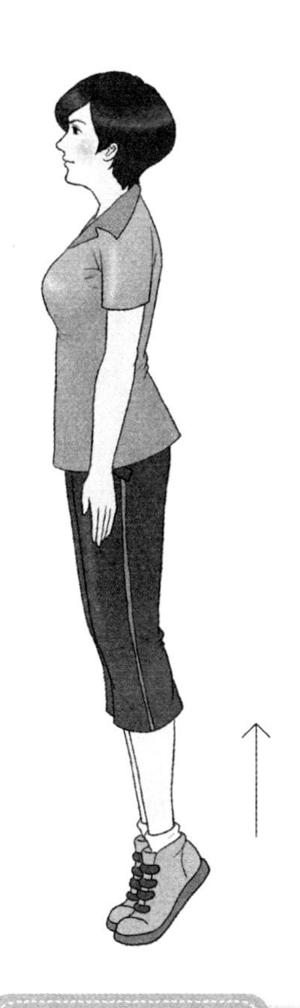

背后七颠把病消

【动作分解】

①自然站立，手并拢，腰背挺直。

②两臂上提耸肩，脚跟提起，同时配合吸气。

③两臂自身前下落，脚跟亦随之下落，并配合呼气。如此反复动作。

【功效】震动人体的五脏六腑，改善人体各脏腑的气血运行，增强脏腑功能，调节人体的阴阳平衡，增强人体体质。

补气养血一点通

八段锦功法要领总结

◎ 意守丹田：练功时需将注意力集中于肚脐处。

◎ 呼吸均匀：要自然、平稳，腹式呼吸。

◎ 柔刚结合：全身放松，用力轻缓，切不可用僵力。

拍手

众所周知，乾隆皇帝的寿命很长，追究其养生之道，可从他的一首诗里略见端倪：“掌上旋日月，时光欲倒流。周身气血清，何年是白头？”这首诗的意思是说，人类的手掌上藏着健康的秘密，掌握了这个秘密，时光就能倒流，那么这个秘密是什么呢？那就是拍手，拍手能疏通经络，打通全身气血，使五脏六腑得到滋养。有的读者朋友可能会认为这种说法夸大了拍手的作用。

我们暂且不追究乾隆皇帝究竟是否因此而长寿，单就拍手这一运动来说，确实有很强的保健功效。不要小看这一简单动作，它是一种至刚至阳的养生方法，其主要功能就是补气。由于手是阳气的大本营，脚是阴气的大本营。手部有三阴三阳经穴和反射区，与全身各脏腑、组织、器官联系密切，可以反映全身五脏六腑的健康状况。经常拍手，就相当于给手做按摩，可以震动阳气，推动全身气机的运行。

这里，我提倡大家早上拍手，这是为什么呢？因为早上天地间的阳气开始生发，人体的阳气也逐渐旺盛，此时拍手可促进阳气的生发，有利于全身气血的运行。

有的读者朋友说：“既然拍手那么神奇，那就拍吧，这也太简单了！”

事实上，可千万别小瞧这简单的拍手动作，里面暗藏玄机，很有门道的，只有掌握了正确的方法，才能把拍手的功效发挥到极致。下面我就为大家介绍一种既简单，又高效的拍手运动。

具体做法：

① 十指分开，手掌对手掌，手指对手指均匀拍打。刚开始拍打时力度可稍微轻些，以后逐渐加重。

② 十指稍微弯曲，拍打下去时，使手指尖与手掌边缘部分相触，这种方法的击打面积较小，作用也稍差一些，因此可延长拍打时间。

③ 双手手背相对，两手背相互拍打。

④ 左右手虎口相对，相互拍打。

⑤ 以一手的小鱼际侧拍打另一手掌心，拍打数次后换另一侧做同样动作。

⑥ 以一手的大鱼际部位拍打另一手的掌心，拍打数次后换另一侧做同样动作。

No.8

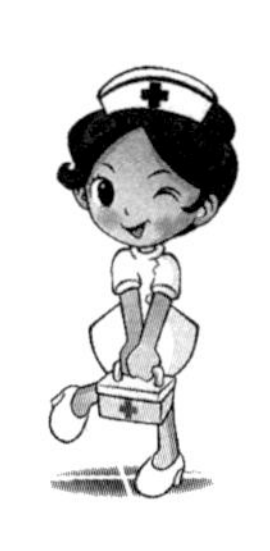

偏方、单方、验方、药膳，调补气血有疗效

在中医学里，调补气血的方法很多，除了前面讲过的饮食、运动、经络按摩等，临床上还有很多常用的偏方、单方、验方和药膳，调补气血的针对性更强，不仅能够改善气短、乏力、易疲劳、倦怠等气虚证，还能缓解血虚所致的头晕、心悸、面色苍白、失眠、健忘等症状，从而全面改善人体气血运行状态，让女人重获健康与美丽。

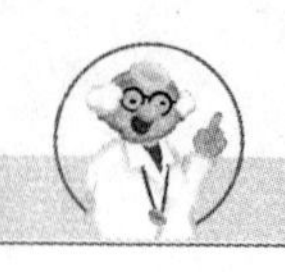

调补气血常用偏方

偏方一

组方：龙眼肉250克，西洋参15克，白糖适量。

做法：

1. 将龙眼肉洗净，捣烂如泥；西洋参研成细末，与龙眼肉、白糖一起拌匀，放入密封的瓷器内。

2. 放入蒸锅，大火烧开后，用小火蒸2小时即成。

用法：每次取1匙，开水化开吃下；每日早晚各1次。

功效：调养气血效果甚佳，可益心脾，补气血，安神益智。

偏方二

组方：樱桃500克，白糖250克。

做法：

1. 将樱桃洗净，去核，捣碎，绞取汁液。

2. 将樱桃汁放入锅中，加热至沸，以白糖调味即可。

用法：每日1次，佐餐食用。

功效：樱桃能“食之调中益气，美颜色”。女性经常食用，有益于美容养颜。

偏方三

组成：鲜葡萄汁500毫升，蜂蜜1000毫升。

做法：

1. 葡萄汁放入砂锅内，以小火煎熬浓缩至黏稠如膏。

2. 加入蜂蜜，加热至沸，停火待冷，装瓶备用。

用法：每次1汤匙，以沸水化开代茶饮用。

功效：补益气血、润燥通畅，养五脏气血，同时还有助于美容养颜。

偏方四

组方：黄芪15～30克，百合30克，大枣10克。

做法：

1. 黄芪、大枣、百合分别洗净，一起放入锅中。

2. 加入适量清水，大火煮沸后，转小火炖30～40分钟即可。

功效：黄芪补气，大枣补血补气、健脾胃，百合滋阴养肺。三者结合，能够缓解乏力、怕冷症状，也能够滋润皮肤。

偏方五

组方：山药15克，黑芝麻120克，冰糖125克，大米60克，牛奶适量。

做法：

1. 大米淘洗干净，浸泡1小时，捞出滤干；山药切细，芝麻炒香。

2. 将泡好的大米、山药、芝麻一起放入盘中，加入清水、牛奶拌匀，磨碎后滤出细茸。

3. 倒入锅内，用文火煮沸，调入冰糖，不断搅拌成糊即可。

用法：每次服2汤匙，每日2次。

功效：补气益精，润肠滋燥，滋补身体的同时还能帮助抵御衰老。

偏方六

组成：红豆50克，红米20克，核桃10克，大枣3枚。

做法：

1. 红枣洗净，去核，撕碎；红豆、红米、核桃研磨成粉，与红枣混匀，用保鲜袋装好。

2. 每次取1~2匙，先加入少许温水搅拌，再加入沸水冲泡。

用法：当早晚餐食用，还可根据个人口味加入赤砂糖或蜂蜜等调味。

功效：补血活血，让肌肤红润，同时也能帮助调理血分瘀滞，有调理月经的作用。

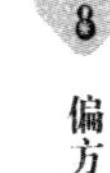

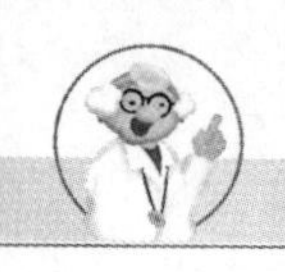

调补气血常用单方

单方一

组方：党参15克。

做法：将党参放入砂锅中，加水煎15分钟，滤渣取汁即可；亦可将党参放入保温杯中，用沸水冲泡，加盖闷10分钟即可。

用法：每日1剂，代茶饮。

功效：本品既能补气，又能补血，常用于气虚不能生血，或血虚无以化气，症见面色苍白或萎黄、头晕、乏力等。

单方二

组方：黄芪15克。

做法：将黄芪放入砂锅中，加水煎15分钟，滤渣取汁即可；亦可将黄芪放入保温杯中，用沸水冲泡，加盖闷10分钟即可。

用法：每日1剂，代茶饮。

功效：黄芪味甘、性微温，归脾、肺经，可益气固表、利尿生肌、抗毒排脓、增强体质，而且补而不腻，可改善气虚和贫血。

单方三

组方：当归10克。

做法：

1.当归洗净，放入煎锅中。

2.加入适量清水，大火煮沸后，转小火煎煮20分钟即可。

用法：不拘时代茶饮，每日1剂。

功效：补血，和血，调经。常用于血虚所致的头晕目眩、心悸、疲倦、便秘、月经不调、闭经、痛经等症。

单方四

组方：鲜怀山药120克（切片）。

做法：将山药去皮，洗净，切片，加水煮汁两大碗。

功效：气阴双补，对气阴两亏而无邪滞相兼者，最为适宜。

单方五

组方：阿胶250克。

做法：

1.阿胶砸碎，放入碗中。

2.隔水加盖蒸2～3小时，待阿胶全部溶化后取出即可。

用法：每日1～2次，每次2匙（15～30毫升），温开水冲服。

功效：阿胶是女性补血佳品，适宜血虚女性调养服用。

单方六

组方：人参10克。

做法：

将人参切片，放入保温杯中。清水煮沸，冲入杯中，加盖焖5~10分钟即可；也可将人参片放入锅中煎煮20分钟，代茶饮，每日1剂。

功效：大补元气。适用于气血亏虚、虚弱劳损、大失血大吐泻之后体虚神衰等。

单方七

组方：龙眼肉10克。

做法：

龙眼肉洗净，放入锅中。加入适量清水，大火煮沸后，转小火煎煮20分钟即可。

用法：喝汤吃龙眼肉，每日1次。

功效：益心脾，补气血，安神益智，适宜脾胃虚弱、气血不足的女性调养服用。

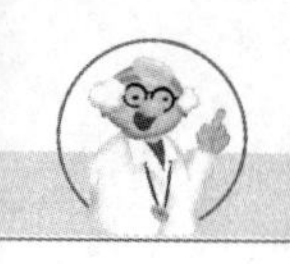

调补气血常用验方

验方一

组方：夜交藤、生地、百合各15克，浮小麦30克，炙甘草6克，大枣7枚。

制法：上药先用清水浸泡30分钟，大火煮沸后，用小火煎至汁浓，滤渣取汁。

用法：每日2次，临睡前可加服1次。

功效：养血安神，改善心血虚所致的头昏乏力、耳鸣眼花、心悸多梦等病症。

验方二

组方：当归10克，川芎8克，白芍、熟地黄各12克。

制法：

1. 上4味药一起放入砂锅内，加水浸泡30分钟。
2. 大火煮沸后，转小火煎20分钟，滤汁。
3. 再加入适量水，煎15分钟，滤汁去渣，将两次煎得的药液混匀即可。

用法：早晚各1次，连续喝1周。

功效：既能补血养血，又能活血调经，滋润肌肤、防止衰老。

验方三

组方：人参、川芎各6克，肉桂、炙甘草各3克，熟地黄、黄芪各12克，茯苓、白术、当归、白芍各9克。

制法：

1. 上药加清水浸泡30分钟后，大火煮沸，转小火煮20分钟，滤汁。
2. 再加入适量水，煎15分钟，滤汁去渣，将两次煎得的药液混匀即可。

用法：每日1剂，分2次服用。

功效：有补益气血、舒缓神经、解除疲劳、补充体力的功效。

验方四

组方：柴胡、当归、白芍、白术、牡丹皮、栀子、龙胆草各10克，茯苓12克，甘草、生姜各6克，薄荷3克。

制法：

1. 上药加清水浸泡30分钟，大火煮沸，转小火煮20分钟，滤汁。

2. 再加入适量水，煎15分钟，滤汁去渣，将两次煎得的药液混匀即可。

用法：每次1剂，每日服2次。

功效：疏肝、理脾、益血养气，可缓解女性由于忧思过度，伤及肝脾引起的面部斑点。

验方五

组方：阿胶150克，龙眼肉30克，黄酒350毫升，人参液或人参粉、冰糖各适量。

制法：

1. 阿胶砸碎，浸泡1周，待阿胶呈海绵状，略加水炖化。

2. 加入人参液或人参粉、龙眼肉、黄酒、冰糖，搅匀后上锅蒸1小时，凉凉即成冻膏。

用法：每天早晚各1～2匙（10～30毫升），温开水冲服。

功效：补气养血，尤适宜气虚、疲乏、无力兼有心悸、畏寒者。

验方六

组方：山药、白术、麦冬、黄芪各10克，黄精、鸡血藤、太子参、黄芪各15克。

制法：

1. 上药加清水浸泡30分钟。

2. 再加入适量水，煎15分钟，滤汁去渣，将两次煎得的药液混匀即可。

用法：每周1剂，分2次服用。

功效：益气补血，改善气血亏虚所致的形体消瘦、肌肤黯淡无光。

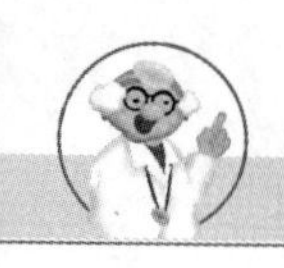

八宝粥

原料：薏苡仁、山药、桂圆、莲子、芡实、大枣、白扁豆各5克，大米100克。

做法：以上原料分别洗净，一起放入锅中，加水煮成粥即可。

功效：健脾养胃、益气养血，可改善气血亏虚所致的体虚乏力、食少纳呆等。

当归大枣排骨汤

原料：排骨200克，枸杞子15克，大枣12枚，当归4片，葱段、姜片、盐、鸡精各适量。

做法：

1. 排骨洗净，焯水，沥干水分后放入砂锅。

2. 枸杞子、大枣、当归分别洗净，与葱段、姜片一起放入砂锅中。

3. 大火煮沸，转小火炖至排骨酥烂，加盐、鸡精调味即可。

功效：滋阴润燥、养血活血、养颜护肤，可缓解气血不足所致的皮肤干燥、瘙痒等。

猴头养胃汤

原料：猴头菇300克，黄芪50克，砂仁10克，猪肚1个，生姜、盐、胡椒粉、黄酒、味精各适量。

做法：

1. 将猴头菇洗净，用水充分泡发；猪肚洗净，沥干水分；黄芪、砂仁洗净后，塞入猪肚中。

2. 所有配料放入砂锅中，大火煮沸后，转小火炖煮1小时，调味即可。

功效：健脾开胃，行气消食，益气补虚，适宜食积不消、脘腹胀痛、脾虚食少、失眠多梦的女性调养食用。

栗子桂圆粥

原料：栗子肉10个，龙眼肉15克，大米50克，白糖少许。

做法：

1. 将栗子切成小碎块；大米淘洗干净。

2. 栗子、大米同煮成粥，将熟时放入龙眼肉，最后加白糖调味即可。

功效：栗子专补益肾气，强腰膝，壮筋骨；龙眼肉养心补血，益脾养颜，二者搭配可补养心肾，改善心肾精血不足而引起的心悸、面黄无华、腰膝酸软等，同时还有滋阴养颜、消除黄褐斑、延缓皮肤衰老的作用。

银耳大枣汤

原料：银耳1大朵，大枣10枚，冰糖适量。

1. 将银耳用冷水泡发，去掉蒂部黄色部分，撕成小块，洗净后沥干；大枣洗净，去核。

2. 将银耳、大枣一起放入砂锅中，大火烧开后，转小火慢熬2~3小时至银耳成胶状，放入冰糖，煮至溶化即可。

功效：补气养血，润心肺、补五脏、治虚损，女性常喝有助于消除面部黄褐斑，以及气虚血瘀导致的面色黯黄。

二黄鸡块

原料：鸡肉200克，黄精15克，地黄10克，天冬3克，黄酒、盐、味精各适量。

做法：

1. 将3味药物洗净切片，装入纱布袋中；鸡肉洗净，切成小块。

2. 将药物与鸡肉一同放入锅中，加清水1000毫升，大火煮沸后，用小火煲煮2小时，去药袋，加入调料，再煮20分钟即可。

功效：补中益气、补肝养血、益肾添精、养阴润燥。适用于食少体虚、体倦乏力、腰膝酸软等。

桃仁墨鱼

原料：墨鱼1条，桃仁6克。

做法：

1. 将墨鱼去骨皮，洗净，与桃仁一起放入锅中。

2. 加水同煮，鱼熟后去汤，只食鱼肉。

功效：补肝肾，养血滋阴，活血调经。用于肝肾两虚、血虚或血瘀所致的经闭、崩漏、产后乳汁不足、黄褐斑等。

山楂玫瑰猪蹄

原料：猪蹄1只，山楂30克，玫瑰花15克，黄酒30毫升，生姜、红糖、食盐各适量。

做法：

1. 将猪蹄洗净，切成6~7块；山楂洗净，与其他原料一起放入锅中。

2. 加清水1000毫升，大火煮沸后，转小火煮2小时，去药渣，最后调味、收汁即可。

功效：理气通经、活血化瘀，肝郁、血瘀的女性可常食。

清蒸人参鸡

原料：人参15克，母鸡1只，火腿、水发玉兰片、水发香菇各10克，盐、味精、料酒、葱、生姜、鸡汤各适量。

做法：

1. 母鸡收拾干净，焯水，用凉水洗净；火腿、玉兰片、香菇、葱、生姜分别洗净，切成片。

2. 人参用开水泡开，上笼蒸30分钟取出。

3. 母鸡放在盆内，将其他原料都填入鸡腹中，加入鸡汤（淹没过鸡），上笼，在大火上蒸至烂熟即可。

功效：气血双补，有利于女性神经衰弱调理、补虚养身调理、产后恢复调理。

No.9

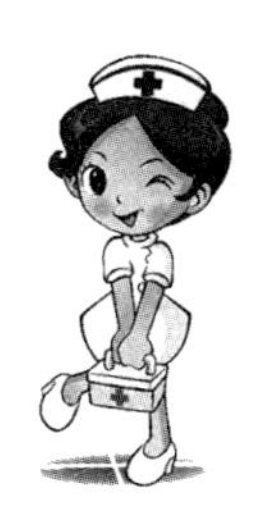

注重生活小节，别让气血悄悄溜走

气血的调养不是一朝一夕的事，除了要从饮食、药膳、脏腑、经络、运动以及女性特殊时期等方面来调养外，还需要注重生活中的一些细节，比如过度劳累、连续长时间使用电脑、频繁的性生活、受寒受湿等，看似无关紧要，实则对气血损害很大，这也是很多女性气血亏虚的重要原因。所以，女性要想养好气血，必须着力于日常的生活细节。

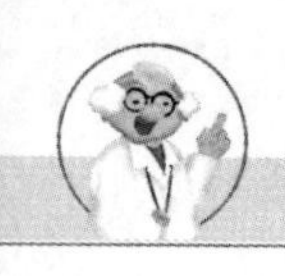

睡前泡脚，气血两旺

《黄帝内经》中说："根者，本也，部位在下，皆经气生发之地，为经气之所出。"这个"根"指的就是双足。足有三条阴经、三条阳经，均始于并终于足部，还与手三阴经、手三阳经连接，为机体的气血运行形成一个完整的循环网络。俗话说："百病从寒起，寒从脚下生。"脚离心脏相对较远，血液到此运行速度会减慢。倘若下肢的气血瘀滞，脏腑功能必然会受到影响，疾病由此产生。所以说，做好足部保暖，对改善周身气血状况是至关重要的。

足部保暖的方法较多，比如穿保暖的鞋袜，及时更换潮湿的鞋袜，多运动，按摩足底等，效果都不错。此外，还可以在睡前用热水泡脚，有利于促进血液循环。

泡脚的讲究

泡脚这看似简单的行为，背后可藏着许多秘密，不是随便泡泡脚就能把病消除，尤其是以下这几点要特别注意。

水温适宜

泡脚要掌握水温，水不宜过烫，40～50℃是最佳温度。水温过低达不到保温作用，水温过高会使血液急速流向下肢，导致脑部和其他脏器缺血，出现头晕、胸闷等问题。特别是气血两虚的人，虽然泡脚有补血作用，但是如果水温过高，反而会在短时间内导致血液循环聚集于足部，使其他脏器缺血，加重缺血症状。

把握好用水量

一般来说，泡脚水量以能淹没双足踝关节为宜。踝关节以下汇集了人体6条经络的60多个穴位，对这些穴位进行刺激，可调节脏腑功能、防病治病。当然，如果想让紧绷的小腿得到放松，也可适当增加水量，浸泡至小腿部位。

泡脚的次数和时间

有些朋友泡脚时舒服得不愿停止，其实，这对健康也是无益的，长时间泡脚会导致心慌、出汗等症状。所以，每天晚上睡前1个小时泡脚15~20分钟，泡到全身发热、微微出汗，每天1次即可。如果泡脚次数过多，有可能导致出汗增多，使身体水分和热量流失，导致缺水或感冒。

补气养血一点通

泡脚贵在坚持

有些人泡了一段时间不适症状得到改善，一忙起来就把泡脚的事儿放一边了，等到不适再次"拜访"又重操泡脚之事，这样的结果可想而知。所以，泡脚贵在坚持，最好能将其养成习惯，成为生活的一部分，健康就可以得到保障。

补气养血足浴方

足浴，不仅仅是用热水泡脚，还可以选择适宜的中药，水煎之后取药汁与热水混合，然后泡脚，刺激足部的穴位，使药物的成分渗透进足部的经脉，运行及作用于身体，以起到补气养血、促进血液循环的目的。

下面就给大家介绍几个临床常用的补气养血足浴方：

【防芪百部汤】取防风、黄芪、百部各20克，将3味药水煎40分钟，滤渣取汁，待温度适宜后足浴。每次30分钟，可养肺益气，预防感冒。

【二皮白芍汤】取青皮、陈皮、白芍各30克，将3味药加清水浸泡10分钟后煎煮30分钟，煎好后去渣留汁，待温度适宜后足浴。每次30分钟，可疏肝解郁、健脾养血。

【大枣茯神汤】取大枣、茯神各30克，将2味药加清水浸泡10分钟后煎煮30分钟，煎好后去渣留汁，待温度适宜后足浴。每晚睡前1次，每次30分钟，可健脾益气，养血安神。

【艾附白术汤】取艾叶、生附子、白术各20克，枳壳10克，升麻5克。将5味药加水浸泡10分钟后煎煮40分钟，煎好后去渣留汁，待温度适宜后足浴。每晚睡前1次，每次30分钟，可补肾益气。

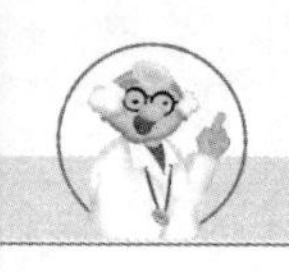

避免过劳伤气血

现代人工作压力较大，为了给孩子提供更好的生活环境，为了让父母安度晚年，为了提高自己的生活品质，不断挑战健康极限，以此来换取金钱。有句俗话说的好：年轻的时候以健康换钱，年纪大了以钱买健康。这句话用在现代人的身上再适合不过了。殊不知，这种长时期的体力及脑力消耗，往往会导致精气亏损，体质逐渐衰弱，周身的血脉运行不畅，脏腑功能降低，免疫力下降，对外界的适应能力减弱，各种疾病便随之而来了。

你的身体透支了吗

人就相当于一部完好的汽车，气血相当于汽油，当汽车长时间快速行驶而不进行加油保养时，自然会出现故障。人也如此，如果长时间处于疲劳状态，气血供养不足，脏腑得不到滋养，功能降低，更甚者会出现罢工，健康势必会发生大问题。所以，当经常出现以下这些情况时，就说明你已经透支自己的身体，需要适当放慢节奏了。

身体透支的信号

□ 1. 经常感到疲倦，记忆力减退。

□ 2. 感觉未老先衰。

□ 3. 肩部和颈部发木发僵。

□ 4. 因为疲劳和苦闷失眠。

□ 5. 因为一点小事就烦躁和生气。

□ 6. 经常头痛和胸闷。

□ 7. 血压、血糖升高。

□ 8. 体重突然变化，出现大肚腩。

□ 9. 经常饮酒。

□ 10. 喜欢喝咖啡，并且一天喝5杯以上。

□ 11. 经常不吃早饭或吃饭时间不固定。

□ 12. 喜欢吃油炸食品。

□ 13. 一天吸烟30支以上。

□ 14. 一天工作10小时以上；周日也上班。

□ 15. 经常出差，每周只在家住2~3天。

□ 16. 夜班多，工作时间无规律。

□ 17. 人际关系突然变坏。

□ 18. 最近工作常出现失误或者与人发生不和。

调节生活养气血

过度疲劳、过大的精神压力都对人体的气血运行是一种威胁，所以，建议大家不要受生活所累，少一些欲望，多一份健康。平时，不妨对自己好一点，该休息时休息，毕竟身体是革命的本钱。在这里，给大家提供一些养生的建议，仅供参考。

早上多睡一会儿

许多人都认为，赖床是一种坏习惯，其实，适当的赖床也是养生的方法之一。早晨醒来，不要睁开眼睛就穿衣服，最好先在床上赖5分钟。在这5分钟里，你可以伸伸懒腰、打个哈欠、活动四肢，这一系列动作做完后再穿上衣服，下床洗漱。一项调查研究发现，早晨醒来后立即起床，容易引发心脑血管疾病，严重时可导致死亡。

不憋尿、憋便

人在憋尿状态下，全身都处于高度紧张状态，胃肠和交感神经发生紊乱，血压会因此升高。憋大便也不是个好习惯，如果经常不及时、有规律地排泄大便，肠道就会吸收大便中的水分，长此以往，直肠的膨胀会降低对排便的要求，形成便秘，妨碍气血运行。所以，建议大家养成定时排便的好习惯，而且排便时要专心，不要看书或玩手机等。

增加钾元素缓解疲劳

当人过度疲劳时，体内就容易缺钾，表现出来就是全身无力、精神疲乏、心跳减弱、头昏眼花等。这时，适当补充钾元素可以有效缓解这些不适症状，比如香蕉、草莓、柑橘、葡萄、柚子、西瓜及菠菜、紫菜、黄鱼、鸡肉、牛奶等食物，都富含钾元素，平时多吃些，不仅可防止身体出现低钾现象，还可以补充身体所需要的水分和能量。

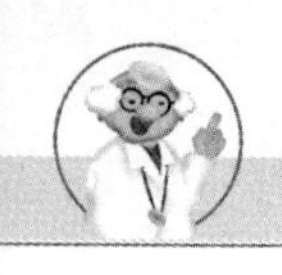

别让电脑消耗掉你的气血

如今，电脑已经成为了人们工作和生活的必需品，但它在给人们带来便利的同时，也悄悄地把健康隐患送到了人们身边。对于这一点，相信大家也都有体会，比如长时间盯着电脑工作，眼睛会很干涩难受，头昏脑涨，脖子僵硬，肩臂酸痛，腰酸背痛，等等，这些其实都是耗伤气血或气血运行不畅导致的。

让眼睛适当休息养肝血

中医里有种说法，“久视伤血”，这里的“血”指的就是肝血，因为肝藏血，肝开窍于目，眼睛之所以能看清事物，全赖于肝血的滋养。反过来，过度用眼会耗损肝血，使眼睛出现干涩、视物不清、视力减退等症状。因此，建议经常与电脑接触的职业女性，在连续使用电脑1小时后让眼睛休息几分钟，可以闭目养神，也可以望望远处，或者站起来走动走动，再或者做一做眼睛保健操，对缓解眼疲劳很有帮助。

补气养血一点通

眼保健操

◎按揉睛明、攒竹、太阳、四白等穴：端坐于凳子上，用双手食指指腹按揉睛明穴（目内眦角稍上方凹陷处）30次，再以双手食指指端按揉攒竹穴（在面部，眉头凹陷中，额切际处）3次，两手食指指腹在太阳穴（眉梢与目外眦之间，向后约一横指的凹陷处）上反复按揉，直到产生酸胀感后继续按揉30次，最后用两手食指指端稍微用力按揉四白穴（目正视，瞳孔直下，当眶下孔凹陷处），直到有酸胀感。

◎转眼球：端坐，双目凝视前方，眼球先顺时针方向旋转30次，然后向前凝视，再逆时针方向旋转10次，向前凝视片刻，最后双目微闭，放松。

◎刮眼眶：双手握空拳，食指弯曲，以指内侧紧贴眼眶，由内向外刮动，上下眼眶分别刮至产生酸胀感即可。

避免久坐，适当运动

用电脑时久坐不动极易损伤气血，所以，建议大家在用电脑1小时后，站起来运动一下，有助于促进全身气血畅通，并缓解肌肉疲劳和精神紧张。

手部运动

1. 十指交叉，手臂向外伸直，吐气，同时向外用力。重复3~4次。

2. 左手掌心向下，右手拇指按住左手拇指根部，用其余四指将左手拇指包围住并向下按压，吐气。重复做几次，然后换手再重复做1次。

3. 转动双手手腕，顺时针与逆时针方向各转动5~10次。

4. 将两手上下摆动，放松。

颈部与肩部运动

1. 十指交握放在脑后，重量置于手和手臂，将头往下压，脖子伸直，配合做5次深呼吸。

2. 将右手置于左耳，轻轻勾住，让头倾向右方，配合做5次深呼吸，重复数次后换左手练习。

3. 颈部慢慢地顺时针方向旋转5次，再逆时针方向旋转5次。

4. 做肩部提起、还原动作，提起时吸气，放下吐气，重复做4~5次。

5. 摆动肩膀，前后各5次。

6. 脸向右看后下方，重复3~5次，再反方向进行。

腿部与足部运动

1. 站立，将腿弯曲提起与胸平行，提起、放下各5次，可让你备感舒适。

2. 顺时针、逆时针方向转动踝关节各10次。

3. 抬起脚，将足趾并拢，做踝关节背屈和跖屈的交替动作，重复5次。

4. 脚平贴于地，然后提起足跟，每只脚重复练习20~30次。

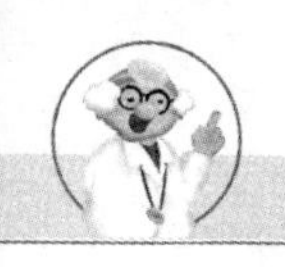

避免伤害气血的性爱方式

《孟子·告子》上说："食色性也。"性是人的自然本能，性需求和食欲一样是人的最基本要求，是日常生活中不可或缺且非常重要的一部分。性生活适度，不仅有益于身心健康，而且可增进夫妻感情，融洽家庭氛围。对女性来说，美好又适度的性生活能让女性更加健康、漂亮、自信。而性生活过少、过度或者不健康的性爱方式却会令女性气血亏损，甚至患上很多麻烦的妇科病。

纵欲伤气血

中医认为，过度纵欲耗伤肾精，从而导致肾亏，而肾精是肾气之根，是生命之本，人的生、长、壮、老都与肾密切相关。对女性来说，性生活过于频繁，会引起阴虚、气血不调，甚至引起焦虑不安。房事过度的常见表现有腰膝酸软、头晕耳鸣、健忘乏力、面色晦黯、小便频数、月经不调、宫冷带下等。此外，过频的性生活还会使女性的阴道长时间处于充血状态，性兴奋持续较久，这不仅会诱发盆腔充血，即所谓的盆腔淤血综合征，而且还会使得性敏感神经长期亢奋而最终产生性疲劳，对往后的性刺激反应迟钝，性唤起困难等。

补气养血一点通

房事适度的自我判断方法

◎ 观察精神状态：如果精神倦怠、萎靡不振，工作时常感到疲乏、注意力不能集中，说明性生活过于频繁了。

◎ 观察体力状态：如果感到全身无力、腰膝酸软、头重脚轻、头晕目眩，这是纵欲过度的常见征兆。

◎ 观察面色及形体：如果面色苍白、两眼无神、神态憔悴、身材偏瘦，说明纵欲过度。

◎ 观察饮食状况：如果常有食欲不振、消化功能欠佳并伴有轻度恶心，说明纵欲过度。

◎ 观察其他细微表现：若有气短心跳、出虚汗、失眠多梦、不易入睡，说明纵欲过度。

所以，性事既不可无，也不能放纵。那什么频率比较合适呢？这个问题是没有固定答案的，一般来说，年轻夫妇性生活宜保持每周1～2次。当然，这个频率只是通常的建议，性生活频率是否适宜，关键还是要看自己的感觉，以在满足彼此需求的前提下不感到疲惫为最佳。

这些情况下不宜行房

生病时

患有某些严重疾病或在疾病的急性期内，不宜进行性生活，否则会耗伤正气，加重病情。如果是患有性病，则一定要在性病彻底治愈，并度过了传染期，才可以过性生活。

饱食后或饥饿时

饱食后行房，不但影响脾胃消化，还可能使行房的感受大大降低。而在饥饿时，人的体力下降，精力不充沛，此时过性生活也往往达不到满意的效果。

酒醉后

有些人认为酒后行房会“提高质量”，让性事变得更加美好，其实不然。人在喝醉的情况下神经麻痹，往往不能控制自己，不但会使阴精暗耗，还很容易引起性器官的损伤，最终会妨碍性生活和谐，如果酒后受孕还会给胎儿带来负面影响。

经期

女性在经期要严格禁止房事，这是因为经期生殖器充血，且女性身体虚弱，抵抗力降低，此时行房更伤气血，而且此时女性子宫口处于开放状态，极容易受到细菌感染。

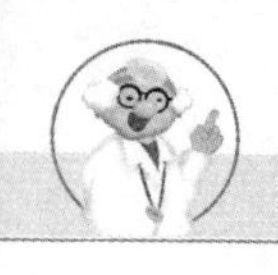

保暖是女人养气血的黄金方

血液在体内循环，需要有一定的温度作保障，体温适宜则血液流通顺畅，人体各脏器功能正常，若人体受到寒冷刺激，体温降低，气血循环就会慢下来，出现滞涩、淤堵，若长此以往气血运行严重受阻，血液就会凝固，生命就要画上句号。

平时，在大街上经常看到一些年轻人，在大雪飘飘的严冬，为了所谓的美，依然身着单薄的衣衫。这有违我们提倡的保暖是养护气血的黄金方这一养生原则。从中医的角度来解释，人体之气是由先天精气、水谷精气、自然精气3种气组成的。先天精气其实指的是人体肾脏所藏精气，肾阳主一身之阳，就像人体内的一团火，温煦、照耀着全身。倘若肾脏得不到温暖的保护，就会出现肾气渐衰、火力不足、体温偏低、循环代谢减慢，使身体逐渐衰弱。《黄帝内经》中也说："阳气者，若天与日，失其所，则折寿而不彰。"意思是说：阳气就相当于天上的太阳，大自然若失去太阳的温暖，万物便不得存活，人体若失去阳气，体内就失去了新陈代谢的火力，生命就要终止了。

所以，我们说养气血要保暖，其实就是要保护肾的阳气，那么，究竟如何使肾阳充足呢？

远离寒湿

寒湿最容易损伤人体阳气，一般情况下，如果寒湿侵入不严重，同时气血充足、经络畅通，身体很快就会将寒湿驱除出去。但如果身体受寒湿入侵严重，人体必需消耗大量的能量来驱赶寒气，从而影响气血在体内的运行，疾病便会趁虚而入。所以，女性要想保持肾阳充足，就不要贪凉，根据气温高低添减衣物，保证身体温暖；关注天气变化，避免受寒或淋雨；尽量不要穿短裤、低腰裤、漏脐装等比较暴露的衣服，或者半干不湿的衣物等，否则都容易使身体感受寒邪；避免长期、大量食用寒凉食物。

加强体育运动

运动使身体自身产生热量，温暖全身器官，加快新陈代谢。除了有氧运动以外，大家也可以参考我们在前面讲过的金鸡独立、扭腰等养肾小方法，对养护肾阳也有帮助。

食用有滋补肾阳作用的食物

饮食调养也是养肾阳的有效方法，大家可在日常饮食中适当多吃些温热性的食物或中药材，如羊肉、河虾、韭菜、肉苁蓉、杜仲等，对改善阳虚症状，保持身体温暖效果很好。

补气养血一点通

保护好身体易受寒的部位

◎口鼻：口是摄入食物的唯一通道，经常食用寒凉性食物，会把寒气带入胃部；鼻腔则是冷空气进入的通道，寒气可以随呼吸进入肺部。所以，在秋冬季节流行性感冒、传染病流行期间，最好戴上口罩外出，以防止寒邪之气的入侵。

◎毛孔：寒气也可通过体表的毛孔进入体内，所以，剧烈运动、大汗淋漓时，切忌吹空调、淋浴。受寒后可喝些生姜红糖水，促使寒气从毛孔排出。

◎胸腹部：寒气由此进入人体，易损伤体内阳气，诱发胃肠疾病或心脏病。

◎肚脐：是寒气容易侵入的部位之一，易引起腹痛、腹泻。所以，睡觉时最好穿上一件背心，或是在腹部盖上衣物，以保护肚脐不受凉。

◎后背：此处是膀胱经和督脉循行的部位，阳气最为旺盛，也是最容易受寒的部位，受寒后易引起颈椎病、肩周炎、腰椎间盘突出、腰肌劳损以及慢性腰腿痛。

◎脚心：离心脏最远，血液循环慢且少，再加上皮下脂肪层薄，保暖性差，一旦受到寒气侵袭，会由足底肾经伤及肾脏。故长期在潮湿冰冷的地方行走的朋友，注意穿厚底、防水鞋，袜子可比常人多穿一双；晚上睡觉时，空调不要对着脚心吹；不要光脚在地上走；经常按摩足底、进行足浴。

◎前后二阴：迎着寒风大小便、性生活后吹空调，寒邪都可以通过前后二阴进入人体，所以要坚决避免这些行为。

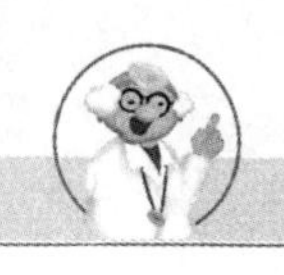

附录：十二时辰经络气血流注与养生秘诀

子午流注是中医先贤发现的一种规律，即每日的12个时辰对应人体的12条经脉。现在我们把一天分为 24个小时，而在古代则是把一天分为 12个时辰，分别用十二地支来表示，即子、丑、寅、卯、辰、巳、午、未、申、酉、戌、亥，一个时辰相当于现在的2个小时。在十二时辰中，不同的经脉在不同的时辰有兴有衰，因此，我们就可以根据气血流注状况表现出来的盛衰变化，及人体的五脏六腑与经络气血的关系，来预测出某脏腑经络的气血在某个时辰是盛还是衰。掌握了子午流注的规律，就可以按照气血盛衰状况来补气养血，使养生具有更强的针对性和指导性。

中医还认为，自然界与人是统一的整体，自然界的年、月、日、时周期变化，影响着人体的生理、病理的周期变化，比如，人的脉象表现出春弦、夏洪、秋毛、冬石；人的病情变化多半是早晨轻、中午重、夜晚更重，这些情况和人体气血运行有关，也就是在不同的时辰，气血运行到不同的经络，对人体的生理、病理起到了直接的影响，这与子午流注之说是不谋而合的。

在了解时辰、经络、气血的关系以后，读者朋友们可以此为据进行养生。为了便于读者记忆，中医将十二时辰经络气血流注与养生秘诀总结了以下表格，希望能给读者朋友们带来方便。

时辰	对应时间	气血流注经络	气血状况	养生秘诀
子时	23～1点	足少阳胆经	中医认为，胆主一身阳气的升发，此时是阴气最重、阳气最弱的时候，所以要保护好这微弱的阳气。胆气能否生发决定了脏腑功能状态，虽然子时阳气的生发之力尚小，但异常活跃，经常熬夜的人会有体会，到夜里11点钟的时候，困意全消，觉得很有精神，还经常会觉得饿，这就是胆气生发的缘故	睡好觉，用足够优质的睡眠来保证胆经获得充足的能量。子时前入睡者，晨醒后头脑清晰、气色红润，没有黑眼圈。反之，如果经常熬夜到子时以后，则会出现气色青白、眼眶黯黑等问题

续表

时辰	对应时间	气血流注经络	气血状况	养生秘诀
丑时	1 ~ 3点	足厥阴肝经	此时人体的阴气下降，阳气上升，肝的主要作用是藏血，需要储存足够的血液来供给白天所需，所以丑时是肝脏气血修复的最佳时段	中医有“人卧血归于肝”之说，此时只有进入熟睡状态，才能让肝血得到充足的补充。如果丑时不能入睡，肝脏还在输出能量支持人的思维和行动，就无法完成新陈代谢，血液就无法归入肝脏，于健康无益
寅时	3 ~ 5点	手太阴肺经	此时人体进入阳盛阴衰之时，体内气血开始从静变为动，各部分对血、气的需求量开始增加，这时肺作为“相傅之官”一定要担负起均衡全身的职责，一旦偏颇，就会导致严重后果，比如凌晨三四点钟是心脏病的高发时段，就是因为此时人体对气血的需求量大增所致	此时必须要有深度睡眠以养护肺气，也通过深度熟睡来完成身体各部位由静转动的过程
卯时	5 ~ 7点	手阳明大肠经	中医认为，肺与大肠相表里，寅时肺气充足了会将新鲜血液布满全身，紧接着促进大肠进入兴奋状态，完成吸收食物中的水分和营养、排出渣滓的过程，所以此时大肠经气血最为旺盛	是排便的最佳时机，早上起来可空腹喝一杯温水，以帮助排毒通便。还可按摩大肠经或活动一下四肢筋骨，叩齿、摩面、打太极拳等都可以
辰时	7 ~ 9点	足阳明胃经	此时人体的各部位机能都处于旺盛状态，需要足够的气血来供给，人在这时候吃早餐，不但最容易消化，营养成分易被机体吸收，而且不会发胖	早餐必须要吃，而且一定要吃得丰富，如果不吃早饭，气血无化生之源，就会使气血亏虚；要保持心情愉快，紧张、焦虑等不良情绪会对胃造成刺激
巳时	9 ~ 11点	足太阴脾经	中医认为脾主运化，如果脾的运化功能好的话，就可以顺利地消化和吸收，使人体得到充足且高质量的血液供给，人体会表现出精神焕发、面色红润、唇红齿白	注意劳逸结合，避免过度疲劳，耗伤气血；可进行腹部按摩，同时尽量让脑部放松活动，可以听轻柔的音乐来缓解紧张和压力

续表

时辰	对应时间	气血流注经络	气血状况	养生秘诀
午时	11～13点	手少阴心经	此时人的阳气达到最盛，然后开始向阴转化，阴气开始上升；经过一上午的生活、工作或学习，血的消耗也很大，急需补充	要吃好午饭以补充气血，还要睡午觉，没条件的也要闭目养神一会儿，不要干扰了阴阳的变化，会更有利于心脏的健康
未时	13～15点	手太阳小肠经	此时小肠功能最旺盛，负责把气血津液等营养物质充分吸收和分配，把水液归于膀胱，糟粕送入大肠，精华上输于脾，这就需要保证小肠气血畅通	多喝水、喝茶有利小肠排毒降火；也可以做些简单的运动，如踢腿，可以刺激小肠气血运行，增强小肠功能
申时	15～17点	足太阳膀胱经	俗话说的好：申时津液足，养阴身体舒。膀胱贮藏水液和津液，将水液排出体外，津液循环在体内。若膀胱有热可致膀胱咳，且咳而遗尿	注意适当休息，或者按摩膀胱经，还要注意多喝水，或者喝一些有助于排毒的茶饮，可以帮助膀胱通过尿液来排毒
酉时	17～19点	足少阴肾经	此时人体开始进入收敛收藏的状态，身体所表现出来的病变大多是肾的收藏功能出现问题的体现，而酉时发低热则是肾气大伤，所以，此时是肾虚者补肾的最好时机	晚饭宜吃少、清淡，可以吃些黑木耳、海带等具有补肾排毒双重功效的食物；适当的锻炼可以加快肾脏排毒，如慢跑、快走、扭腰等都是比较适合的运动，但忌进行太强烈的运动
戌时	19～21点	手厥阴心包经	心包是心脏的保护组织，又是气血通道，可清除心脏周围外邪，使心脏处于完好状态，如果心包经遭到外邪侵袭，心脏功能会受到影响	保持心情舒畅，可养护心脏；心脏不好的人最好在这个时候敲心包经，效果最好；外出散散步，可帮助消化，但不要做剧烈运动，否则容易失眠
亥时	21～23点	手少阳三焦经	中医有“亥时百脉通，养身美娇容”之说，意思是说，亥时养三焦能通百脉。长寿老人都有一个共同的特点，即亥时睡觉，让三焦气血畅通	保证优质睡眠，才能让全身经脉获得充足的气血，对身体、美容都有很大的助益